中医思想文化丛书

本书得到国家中医药管理局"中医文化学"
重点学科、北京市中医药文化研究基地资助

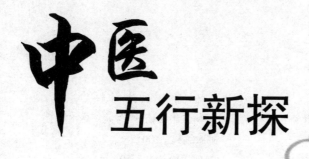

中医五行新探

张其成　著

中国中医药出版社
·北　京·

图书在版编目（CIP）数据

中医五行新探/张其成著 . —北京：中国中医药出版社，2017.5（2019.12重印）
ISBN 978 - 7 - 5132 - 3756 - 7

Ⅰ . ①中… Ⅱ . ①张… Ⅲ . ①五行（中医）- 研究 Ⅳ . ①R226

中国版本图书馆 CIP 数据核字（2016）第 264380 号

中 国 中 医 药 出 版 社 出 版
北京经济技术开发区科创十三街 31 号院二区 8 号楼
邮政编码 100176
传真 010 64405750
廊坊市祥丰印刷有限公司印刷
各地新华书店经销

＊

开本 710×1000 1/16 印张 11 字数 145 千字
2017 年 5 月第 1 版 2019 年 12 月第 3 次印刷
书 号 ISBN 978 - 7 - 5132 - 3756 - 7

＊

定价 46.00 元

网址 www.cptcm.com

丛书前言

天佑中华，赐我中医。三皇肇始，五帝开基。千年传承，护佑苍生；世代坚守，保民健康。大医国风，乾坤浩荡！医魂仁心，山高水长！

中医药学是打开中华文明宝库的钥匙，也是中华文化伟大复兴的先行者！

当今时代，中医遇到了天时、地利、人和的最好时机，也遇到了前所未有的挑战与生死存亡的危机。如果我们还不能把握机遇，还不能赢得挑战、战胜危机，那么中医很可能将不复存在！我们这一代人将愧对历史，愧对未来！

如何继承好、发展好、利用好中医药？如何发掘中医药宝库中的精华，发挥中医药的独特优势，推进中医药现代化，推动中医药走向世界？如何在建设健康中国、实现中国梦的伟大征程中谱写新的篇章？这是历史赋予我们的使命，也是未来对我们的期盼，需要中医药行业内外各界人士一起努力、联合攻关、协同创新。

当然，首先要解决的是中医药学思想文化基础问题，要理清本源，搞清楚中医的世界观、生命观、价值观，搞清楚中医的思维方式，搞清楚中医和中国传统文化（包括人文与科技）的关系。因为就中医的命运而言，从根本上说中医的兴衰是中华传统文化兴衰的缩影，中医的危机是中国传统文化危机的缩影，是否废止中医是"中西文化之争"社会思潮的重要环节……如何发展中医已经不仅仅是中医界本身的事，而是整个思想界、文化界的事，是炎黄子孙及有识之士的使命和担当。

本丛书立足于整个思想文化大背景，对中医生命哲学、中医象数思维、中医精神文化、中医阴阳五行等内涵问题，中医与易学、中医与儒释道、中医与古代科技、中医医事文化等相关问题进行深入研究，有的是历时二十余年的论文汇编，有的是国家级、省部级科研项目的结题成果，希望能为厘清中医思想文化源流、揭开中医文化神秘面纱、展现中医文化神奇魅力贡献一份力量！

张其成

2016 年 7 月

编写说明

本书是在笔者 1999 年博士后论文《中医五行 – 五脏模型研究》的基础上补充、修订而成。

全书分为六章。第一章从时间与内涵两个角度考查了五行的起源与流变；第二章从哲学的角度比较分析了五行的内涵与特征；第三章介绍了五行从哲学向医学的渗透过程，即五行与五脏的配属；第四章主要从理论上探讨了五行 – 五脏模型的实质、特性、意义；第五章则主要从实践上介绍了五行 – 五脏模型在诊疗与养生中的应用；第六章在对五行 – 五脏模型作了依托于客观事实的思考的同时阐述了笔者关于中西医的本质区别及其未来发展的看法。

光阴荏苒，回想当年撰写论文时还是不惑，如今已近耳顺，对老师、对家人、对同事、对学生的感激也随着时间的沉淀越发浓郁。首先要感谢我的博士后合作导师王洪图教授、钱超尘教授，他们不仅在课题立项、学术研究上给我以精心指导，而且对我的生活也照顾有加，使我不仅感觉到知识的洗礼，还常常感到一种父辈的关爱。同时要感谢王永炎院士、鲁兆麟教授、王玉川教授在研究上给予我的指导、帮助与启发。还要感谢内经教研室的老师们及学校和基础医学院的其他老师、同道，是你们让我度过了愉快而充实的两年时光，至今难忘！

在本书出版过程中，我的学生张徽、丁立维在整理、补充资料工作方面付出了艰辛的劳动，在此一并表示感谢！

目 录

第一章　五行的起源与流变

五行学说起源于殷商时代，形成于西周时代，初步成熟于春秋时代，进一步成熟于战国时代，神化于汉代，五行至此成为神圣不可更改的世界观、方法论，并一直延续到清末。

第一节　殷商时代

近现代学者对"五行"的起源问题做了深入的考证，不少学者认为"五行"可能出现于商代，有的认为商代虽然没有明确提出"五行"概念，但已经有了"五方"的观念，由"五方"观念直接推导出了"五行"学说。

一、殷商甲骨文"四方"说

最早认为五行说导源于商代"四方""四方风"的是胡厚宣先生。胡先生对于殷墟甲骨文做了考证，1941 年发表《甲骨文四方风名考》，首次揭示了甲骨文中有关"四方"和"四方风"的记载，并与《尚书·尧典》《山海经》《夏小正》和《国语》诸书所记"四方"与"四方风"互相印证，指出商代已有四方观念①。随后，又先后发表《甲骨文四方风名考补正》②《论殷

① 胡厚宣. 甲骨文四方风名考. 责善半月刊，1941，2（19）
② 丁声树，胡厚宣. 甲骨文四方风名考补正. 责善半月刊，1942，2（22）

代五方观念及"中国"称谓之起源》①等一系列文章，进一步论证商代已有五方观念。殷代的四方是以商（即"中商"）为中心的四方。观察四方风最核心的问题在于是否对中央的"商"有利。当然，在上述前提下，也要考虑到"四土"（东、南、西、北）的丰收及王国全体的情况，这也是十分重要的。

甲骨卜辞记载：

己巳王卜贞〔今〕岁商受〔年〕，王占曰吉。

东土受年。

南土受年。

西土受年。

北土受年。（《粹》907）

从中可以知道，在殷朝，东、南、西、北的四土和中央的商被看作是王土范围。《诗经·商颂·玄鸟》中有"古帝命武汤，正域彼四方"，《诗经·商颂·殷武》中有"商邑翼翼，四方之极"。由此可知，从中央看四方乃是殷人的世界观。

与此同时，杨树达先生也写成《甲骨文中之四方神名与风名》，对四方神与四方风名再加论证，认为四方方名均与草木生长有关②。1956年，胡厚宣再度发表《释殷代求年于四方和四方风的祭祀》，对杨树达将四方风与草木生长相结合的观点有所批评，但仍认为四方和四方风已是原始"五行说"的滥觞③。

其四方、四方风为：

---

① 胡厚宣. 论殷代五方观念及"中国"称谓之起源//胡厚宣. 甲骨学商史论丛初集. 济南：齐鲁大学国学研究所，1944

② 杨树达. 甲骨文中之四方神名与风名. 古文字学研究，1945

③ 胡厚宣. 释殷代求年于四方和四方风的祭祀. 复旦学报（人文科学），1956（1）

东方曰析，风曰协；

南方曰因，风曰微；

西方曰韦，风曰彝；

北方曰伏，风曰役。(《合》14294)

日本学者赤塚忠受胡、杨两人的影响，认为商代的四方风信仰和"五行说"均与季节推移循环的规律有关，从而得出"五行说"的产生与商代的四方风信仰有关的结论①。

"四方"的记载在甲骨卜辞中还可以找到很多，方位与殷人社会生活关系十分紧密，殷人把东、西、南、北四方当作自然神祇来祭祀，如：

其□年于方，受年　　　　　　　　《南明》425

……卯卜，北受年　　　　　　　　《粹》906

癸卯贞，东受禾，北方受禾，西方受禾，南方受禾

《戩》26.4

年于方，又大雨　　　　　　　　　《粹》808

甲子卜，其□雨于东方　　　　　　《邺》3.384

丁丑贞，其宁雨于方　　　　　　　《粹》1545

……卜，其宁风，方叀……　　　　《粹》1182

其又方眔河　　　　　　　　　　　《存》1.1172

贞：方帝，宁风　　　　　　　　　《甲》148

庚戌卜：宁于四方，其五犬　　　　《安明》487

〔庚〕午卜：方帝三豕，生犬　　　《佚》40

方帝，燎于土，兕卯，上甲……　　《乙》5274

燎于土，宰；方帝　　　　　　　　《乙》2844

---

① 赤塚忠. 中国古代文化史//赤塚忠. 赤塚忠著作集（一）. 东京：研文社，1988：405

辛亥卜，内，贞帝于北方（曰）伏，（风）曰役。（求）年。（一月）。一二三四

辛亥卜，内，贞帝于南方曰□，风曰夷，求年。一月。一二三四

贞帝于东方曰析，风曰劦，求年。一二三四

贞帝于西方曰彝，风曰韦，求年。二二三四

《合》14295

从这些卜辞中可以看出殷人是把东、西、南、北四方和四方风当作自然神祇来祭祀或求年，这说明阴阳五行学说早在古史传说时期就已经以原始方术的形态蕴育于世[①]。

殷商甲骨文中已有"四方"的记载，这是毫无疑义的，但毕竟没有"五方""五行"的记载，因而"四方"是不是"五方"乃至"五行"的起源，学者们有不同的看法。我们认为虽然不能说商代已有"五行说的原始"，但"五方"的观念已经开始出现，这一点可以从下文的墓形五方建筑中得到证明。

二、殷商甲骨文"四时"说

从甲骨文材料上已发现"春""秋"二字，尚没有发现"冬""夏"二字，但不能就以此断论殷人缺乏"四时"观念，因为一是甲骨文还有大量的字未被考释，其中或许会有"冬""夏"记载，二是从甲骨文关于气候的相关记载中可以看出殷人已开始有了"四时"观。这一点，胡厚宣作了考证，他在《气候变迁与殷代气候之检讨》[②] 一文中举出八点材料：①雨雪之记载；

---

① 常正光．阴阳五行学说与殷代方术//艾兰，汪涛，范毓周．中国古代思维模式与阴阳五行说探源．南京：江苏古籍出版社，1998：245

② 胡厚宣．气候变迁与殷代气候之检讨//胡厚宣．甲骨学商史论丛初集．济南：齐鲁大学国学研究所，1944

②联雨之刻辞；③农产之栽培与收获；④稻之生产；⑤水牛之普遍；⑥象之生长；⑦殷墟发掘所得之哺乳类动物群；⑧殷代之森林与草原。这些都显示了殷墟的气候富于变化。首先，从自然现象来看，甲骨文中降雨的记录特别多，几乎每月都可见到降雨。另外也可见到雪、雹、雷、雾的记载。下雪的季节是十二月至五月，下雹是十月、十一月，打雷是一月、二月的春季较多。殷代农作物的情况是一、二月春季黍，十一、十二月收获，是两季制。再从四方风名的字义看也是起源于农耕。伴随四方祭而测定四方，测定四方全靠从出日到入日全过程保持严格的科学要求和程序，从而推知四时，这就是殷时敬授民时的基本内容①。从测四方以知四时的情况看，空间和时间是不能分割的。

再看一看著名气候学家竺可桢的研究成果，竺可桢认为："新石器时代以来，在黄河流域从事农业和畜牧业的各民族中，季节的运行被视为至关重要，对春分、秋分、夏至、冬至的把握非常关键。在二分二至中，农耕最重视的春分节气是根据物候（燕子等）来认识的"②。

彭邦炯曾对商人的生活周期做了研究，认为："南风拂来天气暖，北风烈烈天气寒，东风吹动草木生，西风刮来草木黄。再联系到他们长期对大火星、鸟星等有关天象的观察，甲骨文出现的春、秋二字和像众草丛生的甡字等情况看，商代后期已有四季划分的可能性很大。"③

不少学者都认为殷墟已经存在《夏小正》所示像物候那样的四时（四季）观念。有人甚至认为殷商已有五时的萌芽，五时即"五候"，东汉贾逵认为：夏代"五，五方之候也，敬授民时四方中央之候"（《逸周书·程典

---

①　常正光.阴阳五行学说与殷代方术//艾兰,汪涛,范毓周.中国古代思维模式与阴阳五行说探源.南京:江苏古籍出版社,1998:248-251
②　竺可桢:中国近五千年来气候变迁的初步研究.考古学报,1972（1）
③　彭邦炯.商史探微.重庆:重庆出版社,1988:313

解》注引）。我们认为殷墟时代存在"五时"观念的证据并不充分，但"四时"的观念则已经产生，它是"五时"的导源，也是"五行"的导源之一。

三、殷人甲骨文"五"数观

殷墟甲骨卜辞中有一些由"五"构成的词，如"五臣"：

……□侑于帝五臣有雨。（《合》30391）

五有岁于帝五臣有正惟无雨。（《合》30391）

庚午贞秋大□……于帝五玉臣血……在祖乙宗卜，兹用。（《合》34148）

癸酉贞帝五玉臣其三百四十宰。（《合》34149）

贞其宁秋于帝五丰臣于日告。（《屯》930）

这种五臣是根据上帝的意思而配置到四方和中央的臣，也可认为是管理四方风的[①]。陈梦家和丁山认为这五臣与《左传》中所见的神话和《吕氏春秋》的记载相结合[②][③]，甲骨有"五帝""帝五"的记载，如：

贞其宁秋于帝五，圭臣于曰告……入商左卜占曰：弜入商。甲申秋月至，宁用三大牢，宁用谪。（《屯南》930）

庚午贞秋大□……于帝五，圭臣血……在祖乙卜。（《合34148》）

当然"五"的体系主要还是体现在方位上，有人重新引述《殷契粹编》907片中有关"商"与"四土"受年的甲骨卜辞以说明"殷人已经具有了确确实实的五方观念"，并进而推论："这种以方位为基础的五的体系，正是五行说的原始"[④]。也有学者认为五行说的起源应与数字"五"的崇拜有关[⑤]。

---

① 胡厚宣．甲骨文四方风名考证//胡厚宣．甲骨学商史论丛初集．济南：齐鲁大学国学研究所，1944

② 陈梦家．殷墟卜辞综述．北京：中华书局，1988：572

③ 丁山．中国古代宗教与神话考．上海：上海文艺出版社，1988：136－142

④ 庞朴．阴阳五行探源．中国社会科学，1984（3）

⑤ 何新．重论"五行说"的来源问题．学习与探索，1985（1）

对此，有学者提出了不同意见。如陈梦家先生曾说："郭沫若曾注意到'卜牢牛之数……一二三连卜后，一跃而为五，由五复一跃而为十，十跃为十五，十五以上则为十之倍数'（《粹》586）；这表示殷人以十为单位，而十之半（即五）为一小单位。卜辞十以上的倍数都有合文，而十之倍数与五之合文只有'十五'，而'廿五'以上皆不能成为合文。"[1]

在甲骨文中，由于商人以十为单位，十之半（即五）为一小单位，也常被当作小单位计数，除了前引用牲以五为小单位计数外，还有五山、十山、五示等。五山或十山不知具体指什么山，但还有二山、三山、九山被祭祀的，故知没有特殊意义。五示，有先王五示和旧臣五示。先王五示所祭先王并不固定，如"上甲、成、大丁、大甲、祖乙"合称五示（《合》284 正），有时又是"丁、祖乙、祖丁、羌甲、祖辛"五示。旧臣的五示只有两条，一是"伊尹五示"（《合》33318），一是"伊五示"（《合》37722），都是用五作计数单位，不存在与五行相配合的神秘含意[2]。日本学者金谷治也指出："其缺点是未能特别举出得窥五数为神圣的甲骨文资料。含有五数的词汇并不多，没有'五方'一词，只举了'四方'，并且在'帝五臣'之外，只有意义不明的'卜五火又'（《殷契粹编》七二），解释成五方之臣、五方之火，说成'以方位为基础的五的体系'，资料实在太少"[3]。

我们认为殷商时期"五"是作为一个一般自然数使用的，还没有赋予它特殊或神秘意味，"以方位为基础的五的体系"尚未形成，不过"五"的方位观念应当说已经萌芽，这一点还可以从殷商墓坑形态布局上得到证明。

[1] 陈梦家. 殷墟卜辞综述. 北京：科学出版社，1956：113

[2] 萧良琼. 从甲骨文看五行说的渊源//艾兰，汪涛，范毓周. 中国古代思维模式与阴阳五行说探源. 南京：江苏古籍出版社，1998：221

[3] 金谷治. 五行说的起源. 日本东方学（78 辑），1989

四、殷商大墓明堂的"亞"形构造

殷商时代有大量"亞"形的图形与"亞"形构造，不少学者认为"亞"形反映了殷人的五方观念。

殷商青铜器上有"亞"图形，金文中也有"亞"字，殷墟甲骨文卜辞中屡见"多亞""马多亞"等词，《书》《诗》等早期文献中也有"惟亞惟服""侯亞侯马"等句。安阳殷墟发掘中，有半数左右的大墓呈现亞形墓坑与墓室。据中国台湾学者高晓梅考证：亞形墓坑与墓室，建造困难增加，费工且费料。因此，"这很清楚地表示出它有一定的涵义，非如此不可"，他认为这是代表当时丧礼的一种制度建筑，"可能是象征着当时贵族社会的一种礼制建筑……是祭礼祖先的地方，也是祭礼上帝和颁布政令、举行重要典礼的处所"[①]。

著名美籍华人学者张光直认为殷代大墓的亞形墓坑与墓室的形状反映了古代的信仰，有可能是显示宗庙明堂[②]。金文所见有"亞"形的东西与"十"形的东西两种。张氏认为"亞"形先于"十"形，并注意到"亞"形与宗庙明堂的关系。不论是"亞"形还是"十"形，都一定是由中央和四方构成，这种形状与上述的五方观念明显有关系。

日本学者井上聪认为从五方观念和四方风的关系来看，亞形是殷人的世界观和宇宙观，同时也是显示一年中四个季节的具体构造图，而且，这种形状可能在明堂中得到继承。殷墓的墓坑和墓室所见的亞形，从殷墓全体的构造来看，殷代大墓并非最初就具有亞形构造，首先是朝南作墓道，然后又出现向北的墓道，依次又有向东、西的墓道，从而形成比较典型的亞形。

---

① 高晓梅. 殷代大墓的木室及其涵义之推测. 台北："中央研究院"历史语言研究所集刊，1969（39）：175－187

② 张光直. 说殷代的"亞形". 中国青铜时代（二集）. 北京：三联书店，1990：87－88

M1400 被推定为殷墟的第一期至第二期。所以，可以说从这一时期开始的墓结构整体具有十字形构造。作为殷人宇宙观的亞形构造的出现，说明五方观念与四方风的认识也许有某些关系。殷人通过这种构造试图表现一年的四个季节，并进而尝试把握宇宙全体①。

1987 年安阳国际殷商史讨论会上，有人认为亞形是宇宙中心的象征，并把它分解成五个方块的组合体（＋）分别代表东南西北中，这种解释有其历史依据。据《艺文类聚》引《三礼图》所载"明堂"，曰"周制五室，东为木室，南火，西金，北水，土在其中"，而《礼器图》所绘周之"明堂"，恰成"＋"形平面。看来，亞形又与五行发生瓜葛。西周早期的金文中也有大室旁设四宫的记载。《礼记·月令》谓："天子居大庙大室。"疏曰："中央室称大室者，以中央是土室，土为五行之主，尊之，故称大。"

早在 20 世纪初，王国维在《明堂寝庙通考》中就描绘了明堂宗庙平面都作亞形。1956 年在长安城南发掘了一汉代明堂建筑，平面也呈亞形。因此国内外学者推断，中国古代宫室的基本形式是亞形。张光直先生更认为亞形建筑是现代中国四合院房屋的早期形式。

"亞"是一种具有深刻文化意义的图形，反映了殷代的"五方"观念，它是五行学说的源头之一。

第二节 西周时代

一、《尚书》"五行"说

从现在文献看，最早记载"五行"概念的是《尚书》。《尚书》有三篇文

---

① 井上聪. 先秦阴阳五行. 武汉：湖北教育出版社，1997：144－145

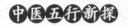

献中提到"五行",一篇是《夏书·甘誓》,一篇是《周书·洪范》,一篇是《虞书·大禹谟》,前两篇提到"五行"一词,后一篇提到了"五行"的具体名目:"水火金木土谷惟修,正德利用厚生惟和。"但不少学者认为这三篇文献据考证均为后人托名而作,根本不是夏启、周武(箕子)和大禹的言论,可能是战国或汉人假托,其中《甘誓》和《大禹谟》要晚于《洪范》。但也有人认为《甘誓》大概写于殷末至西周时期。

让我们先考察一下《甘誓》的记载:"启与有扈战于甘之野,作甘誓。大战于甘,乃召六卿。王曰:嗟!六事之人,予誓告汝,有扈氏威侮五行,怠弃三正,天用剿绝其命,今予惟恭行天之罚。"其中的"五行"究竟指什么?如果指木、火、土、金、水五种元素,那么于文义难解,"五行"和"三正"是被有扈氏威侮和怠弃的对象,因此,有学者认为"五行"可能指五种品性或五种伦理原则,即"五化""五则"。根据《国语·周语下》太子晋说:"王无亦鉴于黎苗之王,下及夏商之季,上不象天,而下不仪地,中不和民,而方不顺时,不共神祇而蔑弃五则,是以人夷其宗庙而火焚其彝器,子孙为隶,不夷于民。"认为"五则"就是天、地、民、时、神祇。也有人认为"五行"指"五行之官",如章太炎谓"《楚辞·天问》'该秉季德,厥父是臧,胡终弊于有扈,牧夫牛羊',据《春秋传》说少皞四叔之一,官金正蓐收,是其国为有扈所灭,后嗣降为牧圉也。该为五行之官,故灭之为'威侮五行'"(《古文尚书拾遗定本》),证以甲骨文"帝五臣"(《粹》13),"帝五工臣"(《粹》12)。这也就是晋太史蔡墨所说的"有五行之官,是谓五官"(《左传》昭公二十九年)。

关于《甘誓》的文字,固然不是夏时所作,但《墨子·明鬼下》已经引用了它,可见其形成的时代远在春秋以前,大概启征讨有扈的事情传自夏代,到了殷、周始著于竹帛,以后儒墨相传又各有损益润色,所以今天见到的《尚书·甘誓》与《墨子·明鬼下》所引的《甘誓》文字颇有出入,即其证明。但是朴素的五行说至迟到殷、周之际已经形成①。

有学者根据这篇誓词的文字和内容推测其大概写成于殷末至西周这段时期②。我认为，《甘誓》成书的下限可以定为春秋前期，但上限因没有其他文献、文物佐证，尚难以确定为殷周之际。

再看一看《洪范》篇的记载。《洪范》是箕子对周武王的答问："（武）王访于箕子……箕子乃言曰：我闻在昔，鲧堙洪水，汩陈其五行，帝乃震怒，不畀洪范九畴，彝伦攸斁。鲧则殛死，禹乃嗣兴，天乃锡禹洪范九畴，彝伦攸叙。初一曰五行……一，五行，一曰水，二曰火，三曰木，四曰金，五曰土。水曰润下，火曰炎上，木曰曲直，金曰从革，土爰稼穑。润下作咸，炎上作苦，曲直作酸，从革作辛，稼穑作甘。"

从文义上看，《甘誓》和《洪范》所指"五行"并不相同。前者"五行"与"三正"对称，"威侮五行"是有扈氏的罪行之一，"五行"当指五种德行；后者是关于殷的遗臣箕子叙述治国方略九畴中的第一畴。除第一畴"五行"外，九畴中还有第二畴"五事"、第四畴"五礼"、第九畴"五福"是以"五"归纳事物条目的。可见《洪范》已有了五行观念和崇五的倾向，《洪范》又将"五行"解释为水、火、木、金、土五种元素，在用五元素（"五材"）来解释五行的文献中，这是最早的。然而从前后文义看，作为九畴的"五行"与作为五材的"五行"是有区别的。

关于《洪范》的年代，旧来认为武王去访问箕子、箕子对武王陈述"洪范九畴"，时代是在周初。现代一些疑古的学者对此产生怀疑。20 世纪 20 年代刘节《洪范疏证》认为"其著作时代当在秦统一中国以前，战国之末"。梁启超、顾颉刚都认为阴阳五行说是始于战国时的邹衍，对于刘节的考证备为推崇。其实《洪范疏证》的论据薄弱，是经不住推敲的。传统周初说有重

---

① 钟肇鹏. 先秦五行说的起源和发展. 中国哲学史，1981（1）：3－5
② 刘起. 古史续辨. 北京：中国社会科学出版社，1991：199

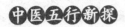

新认识的必要，因为在先秦古籍中引《洪范》屡见不鲜。另《左传》三引《洪范》、《说文》五引《洪范》都称为《商书》，这种称呼应引起重视，如依此说，《洪范》当在商末。《书序》和现行的《尚书》则把《洪范》列入《周书》（《墨子·兼爱下》称为《周诗》），可见古代《尚书》的编次虽有所不同，但或称"商"或称"周"，没有迟于西周的。

虽然仅根据先秦古籍的记载就确定《洪范》成书于周初还缺乏可信的证据，但从《左传》《墨子》已引用《洪范》文字看，《洪范》至迟在春秋时代已经成书。此外，战国末期成书的《荀子》《韩非子》《吕氏春秋》也曾引用《洪范》文，说明《洪范》从春秋到战国一直流传，不可能晚于战国末年，因而也不可能为子思或邹衍所作。

二、《逸周书》五行说

《逸周书》原名《周书》，经学者考定为先秦古籍，多数出于战国时代拟周代诰誓辞命之作，不少篇章记载周初事迹，当有所根据。《逸周书》中《小开武》《成开》《武顺》《周祝》等篇提到了"五行"。《小开武》记载周公旦的话："周公旦曰：在我文考，顺明三极，躬是四察，循用五行……五行：一黑位水，二赤位火，三苍位木，四白位金，五黄位土。"《成开》："地有九州，别处五行。"《武顺》："地有五行，不通曰恶。"《周祝》："陈彼五行，必有胜。"上述《小开武》是五行配五色的最早文献记载，《周祝》是五行相胜说的最早文献记载。

虽然《小开武》等篇与《尚书·洪范》一样可能不是西周初年成书，但它们却基本反映了西周初年的事迹，由此可以推测西周前期可能已有了"五行"观念。

第三节　春秋时代

一、《左传》《国语》五行说

《左传》《国语》为战国时成书，但却是记载了春秋之事，其中记载了大量的有关"五行"的言论或事件。

《国语·郑语》记西周幽王八年（前774年）史伯语："先王以土与金木水火杂，以成百物。"

《国语·鲁语上》记展禽论祭祀："（祀）及地之五行，所以生殖也。"

《左传》文公七年（前602年）郤缺引《夏书》："水火金木土谷谓之六府。"

《左传》昭公十二年（前530年）记惠伯解"黄裳元吉"："黄，中之色也。"

《左传》昭公二十五（前517年）记子大叔论"为礼"："则天之明，因地之性，生其六气，用其五行。气为五味，发为五色，章为五声……以奉五味……以奉五色……以奉五声。"

《左传》昭公二十九年（前513年）记蔡墨语："有五行之官，是谓五官……木正曰句芒，火正曰祝融，金正曰蓐收，水正曰玄冥，土正曰后土。"

《左传》昭公三十一年（前511年），史墨占梦："庚午之日，日始有谪，火胜金，故弗克。"

《左传》哀公九年（前486年），史墨占"卜救郑，遇水适火"："子，水位也……炎帝为火师；姜姓，其后也。水胜火，伐姜则可。"

《左传》昭公九年（前533年），裨灶预言"五年，陈将复封"，"陈，水属也；火，水妃也；而楚所相也。今火出而火陈，逐楚而建陈也。妃以五成，

13

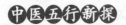

故曰五年"。

《左传》昭公十七年（前 525 年），梓慎预言宋、卫、陈、郑四国将火灾："宋，大辰之虚也；陈，大皞之虚也；郑，祝融之虚也，皆火房也。星孛及于汉，汉，水祥也。卫，颛顼之虚也，故为帝丘，其星为大水。水，火之牡也。其以丙子若壬午作乎？水火所以合。若火入而伏，必以壬午。不过其见之月。"

以上引文分为两类，一类记载"五行"概念或要素，一类记载五行要素之间相克、相合的关系。由此可见，《左传》《国语》中已有相当成熟的五行思想，五行作为一种思维模型已用以说明五祀、五味、五色、五声、五官等，五行各要素之间已出现了关于"相胜（克）""牡妃（夫妻）"和合等关系的学说。这说明春秋时期已经形成了较为成熟的五行学说。

二、《孙子》《墨子》五行观念

从现存的子书中查考，可以发现最早记载"五行"观念的子书是《孙子》《墨子》和《管子》。孙子是春秋末吴国将军、著名军事家。《孙子兵法·虚实篇》说："故五行无常胜。"表明春秋末期已有五行相胜的观念。墨子（前 476 – 前 390 年）是春秋末、战国初的思想家，《墨子》则是战国时期成书，各篇的时代又有不同，其中，《贵义》篇为弟子记载墨子的言论集，约成于战国初期。《墨子·贵义》："子墨子曰：南之人不得北，北之人不得南，其色有黑者，有白者，何故皆不遂也？且帝以甲乙杀青龙于东方，以丙丁杀赤龙于南方，以庚辛杀白龙于西方，以壬癸杀黑龙于北方。若用子之言，则是禁天下之行者也，是围心而虚天下也，子之言不可用也。"文中明言的是四方、四色，四方与天干相配，因天干有十个，还有两干即"戊己"没有配上方位，故由此可推知"戊己"配的是中央方位。可见《墨子·贵义》隐含了"五方"及"五行"观念。

第四节 战国时代

战国时期阴阳学说与五行学说开始融合。阴阳五行家不仅以阴阳五行解释季节变化和农作物生长的规律（以《礼记·月令》《吕氏春秋·十二纪》为代表），而且以阴阳五行解释王朝的更替、政治的兴衰（以邹衍为代表）。

一、《管子》五行说

管子（？—前645年）是春秋时期齐国的政治家、思想家，《管子》则成书于战国时期。《管子》中《幼官》《幼官图》《四时》《五行》等篇目记载了五方、四时、五行的内容，可以看成是五行形成、发展的演变史。其中《幼官》为战国中期形成，《四时》为战国末期形成，《五行》为秦汉之际形成。

"幼官"，有学者考证当为"玄宫"之误。第九篇《幼官图》是对第八篇《幼官》的图表说明，两篇表明了中央与四方的"五方"观念及与时、色、味、声、数等配应思想。《幼官》首先叙述了有关中央的时令，接着依次记叙春、夏、秋、冬四季的时令项目。在这一篇中虽然尚未看到木、火、金、水、土的记载，但四季之前配置五行之"土"（中央）（"土"与四季的结合尚不稳定），色、味、声、数等在"五"的范围内能够分开使用，所以该篇可以认为是以五行思想为基础的文献。

这说明在战国中期以前已较普遍地运用"五行"观念。《幼官图》记载了中方本图、中方副图、东方本图、东方副图、南方本图、南方副图、西方本图、西方副图、北方本图、北方副图等五方（五行）图式，并分别用以配应各因素及说明治理权谋行为。

1942 年湖南长沙东郊子弹库战国墓出土的《楚帛书》①② 中，有一张表示一年构造的图式，具有月令的性质，一般认为："在《幼官》篇的五行说中可见到从五味、五数、五音到五气、五井、四岳的内容来看，比起《楚帛书》来更完整。但是，其五行体系与四时体系的关系还不是很充分，特别是中央土德被放置在中央，这种倾向与《楚帛书》相似。尤其是把四季与四方搭配的《幼官》（玄宫）图的五方构图，与《楚帛书》的形式相类似。"③ 值得注意的是，《管子·幼官》反映的是齐国的时令思想，《楚帛书》反映的是楚国的时令思想，两地相距遥远，却思想相同，说明当时五方、五行思想已经是一种普遍的观念。

从《幼官》之后的《四时》篇中可以发现十干的配应（甲乙配春、丙丁配夏、戊己配土、庚辛配秋、壬癸配冬）。"土"的位置放在夏秋之间。这样，其基本时令构造与《五行》篇、《吕氏春秋·十二纪》《礼记·月令》等时令文献是一致的。在《五行》篇中，各季节都是七十二天。"土"仍然是在春夏与秋冬之间的七十二天。这一倾向被其后的时令所继承④。

在《幼官》篇中，"土"是先于四季记载的，其中的五方时令思想可以说是五行说形成的初期阶段。使用五元素的五行说在《四时》篇开始出现，在《四时》篇中，"土"置于夏（火）与秋（金）的中间。这里首次形成了五行的相生理论，其法则是木生火、火生土、土生金、金生水、水生木。五行相生理论从现存文献看，在《四时》中篇是首次出现，《四时》篇的时代与邹衍大体一致，其思想可能与邹衍有关，可能是邹衍的作品。

《管子·五行》篇将一年分为五段，各段分别为七十二天，"睹甲子木行

① 陈梦家. 战国楚帛书. 考古学报，1984（2）

② 饶宗颐，曾宪通. 楚帛书. 香港：中华书局香港分局，1985

③ 金谷治. 关于阴阳五行说的成立. 东方学会创立四十周年纪念东方学论集，1987

④ 井上聪. 先秦阴阳五行. 武汉：湖北教育出版社，1997：158

御""睹丙子火行御""睹戊子土行御""睹庚子金行御""睹壬子水行御。"五时分别配以五行。《管子·五行》同《吕氏春秋·十二纪》一样，都是从方位、季节中引发出五行，五行已成为探求时空变化规律的思维模式，此时的五行已相当成熟。《五行》与《四时》一样很可能是邹衍的作品，或反映了邹衍的思想。

二、《礼记·月令》和《吕氏春秋·十二纪》五行说

《礼记·月令》大约成书于战国时期，是儒家经典《礼记》中的一篇，《月令》是一种古代的文章题材，根据十二个不同的时令，用五行相生的体系归纳和记述自然与人事。如"孟春之月，日在营室，昏参中，旦尾中。其日甲乙。其帝太皞，其神句芒。其虫鳞，其音角，律中大蔟，其数八，其味酸，其臭膻，其祀户，祭先脾。东风解冻，蛰虫始振，鱼上冰，獭祭鱼，鸿雁来。天子居青阳左个，乘鸾路，驾仓龙，载青旗，衣青衣，服仓玉，食麦与羊，其器疏以达。是月也，以立春。先立春三日，大史谒之天子曰：某日立春，盛德在木。天子乃齐。立春之日，天子亲帅三公、九卿、诸侯、大夫以迎春于东郊。还反，赏公卿、诸侯、大夫于朝。命相布德和令，行庆施惠，下及兆民。庆赐遂行，毋有不当。乃命大史守典奉法，司天日月星辰之行，宿离不贷，毋失经纪，以初为常"。

《吕氏春秋》是战国时期秦国丞相吕不韦及其门客所作，涉及内容广泛，以道家思想为主，兼儒墨，合名法，故而《汉书·艺文志》将其列入杂家。《十二纪》为全书的主体部分，分别以春夏秋冬四季为题，并且将四季又分别分成孟、仲、季三个阶段，故成十二纪。《十二纪》每纪五篇，每纪第一篇都反映了从季节类比于各种事物的思想，文字与《礼记·月令》基本相同。

《礼记·月令》及《吕氏春秋·十二纪》中的五行配属与现行的五行配

属有些差别，它更接近于古文经学的配法，如春配脾、夏配肺、中央土配心、秋配肝、冬配肾。（详见第三章　五行与五脏的配属）

三、思孟学派五行说

子思（前481？—前402？年）是战国初期思想家，孔子之孙，孔鲤之子，相传受业于曾子。《中庸》的大部分为子思所著，其中没有"五行"的记载。孟子（前372—前289年），是战国时期哲学家，儒家主要代表人物之一，作为孟子言论汇编的《孟子》也没有明言"五行"。

可是《荀子·非十二子》却说思孟学派"案往旧造说，谓之五行"。思孟的"五行"到底指什么？一般认为是"五常"或"五伦"。董仲舒《春秋繁露·五行相生》以"仁智信义礼"配五行，班固《白虎通·情性》以"仁义礼智信"为五常，郑玄《孝经说》注："木神则仁，金神则义，火神则礼，水神则信，土神则知。"孔颖达《中庸》疏："感五行，在人为五常。"杨倞《荀子·非十二子》注"五行，五常，仁义礼智信是也"。章太炎《子思孟轲五行说》认为思孟五行指"五伦"，"以水火土比父母于子"（见《章氏丛书》）。梁启超《阴阳五行说之来历》认为或指君臣、父子等"五伦"。郭沫若认为思孟五行是"仁义礼智诚"，范文澜则认为五行即原本用来推气占星和制定历法的水火木金土……近代疑古派则不承认思孟五行说，从根本上否定思孟与五行的关系，认为最早宣布五行说的是邹衍，不是子思、孟子。

此段公案一直到1973年马王堆帛书《五行篇》的发现，才算有一个比较公认的结果。马王堆三号汉墓《老子》甲本卷后第一、四篇佚书被称为《五行篇》，共181行，约540字。据考证是思孟学派的作品，五行当指"仁义礼智圣"，而不是"仁义礼智信"，"圣"不是指圣人，而是指一种品德。五行之"行"本有"德行"义①。

如果说，《洪范》中的五行还属于人类日用的五种东西及其属性，史伯论及的五行还只是五种物质元素或原始材料，那么到了子思才把人性、道德品质同五行结合起来，把仁、义、礼、智这些道德规范说成是来自天命，出于自然的金、木、水、土，这是子思的创造发明。子思在《中庸》里说"天命之谓性"，《孝经纬》注："性者，生之质，若木性则仁，金性则义，火性则礼，水性则信，土性则智。"郑玄注："天命谓天所生人者也，是谓性命。"并将五行之神化为仁、义、礼、智、信五常，称之为"性命"（《孝经说》注）。除《中庸》外，相传《表记》亦为子思所作，章太炎评论《表记》"水火土比父母于子，犹董生以五行比臣子事君父"，并认为这是逻辑混乱的"异类相比"（《子思孟轲五行说》）。姑且不论这种评价是否恰当，仅就将五行附会人事而言，确是从子思开始的。子思上承《洪范》九畴，用五行附会人事，创为"幽隐闭约"之说，下开邹衍等阴阳家的"五德终始"之辩。

孟子继承了子思所发明的五行说，也阐述了仁、义、礼、智、圣五行，他说："仁之于父子也，义之于君臣也，礼之于宾主也，智之于贤者也，圣人之于天道也，命也；有性焉，君子不谓命也。"（《孟子·尽心下》）这段话可以看出是对子思《中庸》"天命之谓性"的解释。这里的"圣人"一词，有学者认为"人"是衍文，当作"圣"，这样与上文相合，仁、义、礼、智、圣即为"五行"②。这里的"圣"不是指圣人，而是指一种品德和造诣。《说文》："圣，通也。"才知超越、博识渊通、预见前睹为"圣"。《周礼·地官·大司徒》以"智仁圣义中和"六德教万民，其中的"圣"也就是"圣人之于天道"的"圣"。贾谊《新书·六术篇》说："人有仁、义、礼、智、圣之行。"可见思孟学派所谓的五行就是仁、义、礼、智、圣。汉初贾谊和马王

---

① 庞朴．帛书五行篇研究．济南：齐鲁书社，1980
② 庞朴．马王堆帛书解开了思孟五行说之谜．文物，1977（10）

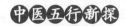

堆帛书《老子》甲本卷后古佚书都是有力的证明。至董仲舒才说"仁义礼智信五常之道"(《举贤良对策》)。《易纬·乾凿度》说:"人生而应八卦之体,得五气以为五常。"《白虎通》根据董仲舒及纬书也说:"五常者何?谓仁、义、礼、智、信也。……人生而应八卦之体,得五气以为五常,仁、义、礼、智、信是也。"(《性情篇》)可见以仁、义、礼、智、圣为五行乃先秦思孟学派的旧说,而以仁、义、礼、智、信为五常乃董仲舒及汉代纬书、《白虎通义》等后起之说。孟子还提出了五德五行的相胜说:"仁之胜不仁也,犹水胜火。今之为仁者,犹以一杯水救一车薪之火也,不熄则谓之水不胜火。"(《告子上》)这说明五行相胜不仅有性质上的关系,而且有数量上的关系。

四、邹衍五行学说

邹衍(约前305—前240年),战国中后期阴阳学派和齐国稷下学派的代表性人物。邹衍在五行学说方面的发展,主要有四点。

第一,阴阳五行说。邹衍第一次把阴阳说和五行说结合起来,用阴阳消长的道理来说明五行的运动变化,构成阴阳五行说。邹衍认为阴盛则阳衰,阳盛则阴衰,阴阳这对矛盾互为消长,一生一灭叫"阴阳消息",说明万事万物都有发生、发展、消灭的过程。事物的运动变化、一消一息有一定的规律可循,这个规律就是五行－五德转移的规律。

第二,五德终始说,又称"五德转移"说,即用五行相胜的过程解释社会历史的发展。虽然五行相胜说自春秋以来早已有之,但用它来说明社会历史的演变过程,则从邹衍开始,这是邹衍最有代表性的学说。在《史记·封禅书》中有:"自齐威、宣之时,邹子之徒论著始五德之运。"《史记集解》中有:"今其书有五德终始。五德各以所胜为行。"《文选·魏都赋》注引《七略》:"邹子有终始五德,从所不胜,土德后木德继之,金德次之,火德次之,水德次之。"《淮南子·齐俗》高诱注引《邹子》:"五德之次,从所不胜，故虞土、夏木、殷金、周火。"通过这些文献可知，所谓五德终始是有关五元素德性的变移理论，而这种变移理论的依据是五行相胜（相克）学说。《吕氏春秋·应同》保留了五德终始说佚文。邹衍认为历史的运动变化是遵循五行相胜的规律，即木克土、土克水、水克火、火克金、金克木；按照这个顺序循环不已。具体来说，如黄帝时候，天显示出大的蚯蚓，蚯蚓是生长在土中的，北方为黄土高原，其色黄，所以黄帝就属土德，色尚黄。禹的时候，天先显示出草木，秋冬不凋，草木色青，所以夏就属木德，色尚青。汤时，天先显示在水中出现金属的刀，所以商就属金德，色尚白。文王时，在周的社庙发现红色的鸟衔着丹书，所以周就属火德，色尚赤（见《吕氏春秋·应同》）。历史的演进依据五德终始、转移消长即五行相克的次序发展。

虞土→夏木→商金→周火→秦水→汉土……

第三，五行相生说，即"主运"说。五行相生说为邹衍首次提出，而不是像今有人认为的是汉代刘向、刘歆父子首次提出。《管子·四时》五行相生说，很可能是邹衍的作品或反映了邹衍的思想。《周礼·夏官·司爟》"四时变国火"注引"《邹子》曰：'春取榆柳之火，夏取枣杏之火，季夏取桑柘之火，秋取柞楢之火，冬取槐檀之火'。"据皇侃说："改火之木，随五行之色而变也。榆柳色青，春是木，木色青，故春用榆柳也。枣杏色赤，夏是火，火色赤，故夏用枣杏也。桑柘色黄，季夏是土，土色黄，故季夏用桑柘也。柞楢色白，秋是金，金色白，故秋用柞楢也。槐檀色黑，冬是水，水色黑，故冬用槐檀也。"（《论语集解义疏·阳货》）这就是邹衍的"主运"说，《史记·封禅书》说："邹衍以阴阳主运显于诸候。"如淳谓："五行相次转用事，随方面为服。"（《史记·封禅书》集解引）

第四，符瑞感应说。邹衍认为每一德的出现都有相应的符端预先显现出来，这实际上是天人感应论的先河。《淮南子》《论衡·感虚》都说邹衍叹泣能感动天，在五月间天为之下霜。《论衡·寒温篇》又说邹衍吹律能感动天，于是寒谷也可以种植。邹衍首创此说而燕齐海上神仙方术之士加以推衍，于是形成了天人感应思想。可以说汉代董仲舒的天人感应的神学目的论正是对这种思想的继承与发展。

五、帛书《易传》五行说

1973年湖南长沙马王堆三号汉墓出土了《易经》和《易传》。《易传》有六篇，即《二三子问》《系辞》《易之义》《要》《缪和》《昭力》，其中提到"五行"一词有三次，即《二三子问》提到两次，《易之义》提到一次，此外《要》提到"水火金土木"一次。

《二三子问》第十二、十三行："圣人之立正（政）也，必尊天而敬众，理顺五行，天地无困，民□不渗（？），甘露时雨聚降，剽（飘）风苦雨不至，民心相以寿，故曰番（蕃）庶。"[1]

《二三子问》第十九行："□德与天道始，必顺五行，其孙贵而宗不（？灭）。"[2]

《易之义》十三行："子曰：五行□□□□□□□□□□用，不可学者也，唯其人而已矣。"[2]

《要》二十一行、二十二行："故易又（有）天道焉，而不可以日月生（星）辰尽称也，故为之以阴阳；又（有）地道焉，不可以水火金土木尽称也，故律之以柔刚……又（有）人道焉，不可以父子君臣夫妇先后尽称也，故为之以上下……又（有）君道焉，五官六府不足尽称之，五正之事不足以至之……"

---

① 陈松长，廖名春. 帛书《二三子问》《易之义》《要》释文//陈鼓应. 道家文化研究（第三辑）. 上海：上海古籍出版社，1993：424－435

② 邢文. 马王堆帛书《周易》与五行说//艾兰，汪涛，范毓周. 中国古代思维模式与阴阳五行说探源. 南京：江苏古籍出版社，1998：330

关于《二三子问》与《要》的成书年代，已有不少学者作了研究，一般认为成书于战国时期，是不同于通行本《易传》的另一传本。

对"五行"的考释，出现了不同观点。有人认为《二三子问》和《易之义》中的"五行"并不指《要》的"水火金土木"，而是指"天地民神时"，理由主要是"水火金土木"在《要》中是讲"地道"的，而"五行"在《二三子问》中每与"顺"连用，是讲天道、人道的，因而两者并不相同[②]，此说似可商榷。笔者认为，水火金土木"五行"在战国及以前不仅指地道，而且也指天道、人道。五行指地道，如《史记·天官书》所说："天有五星，地有五行。"《左传》中更有大量记载，如《襄公二十七年》："天生五材，民并用之。"《昭公二十五年》："则天之明，因地之性，生其六气，用其五行。"《昭公三十二年》："故天有三辰，地有五行，体有左右，各有妃耦。"《国语》也有多处记载，如《鲁语》说："及地之五行，所以生殖也。"《郑语》说："先王以土与金木水火杂，以成百物。""五行"也可指天、人，甚至可以说"五行"原本就是出于定星历、正天时的需要而创立的，如《史记·历书》："盖黄帝考定星历，建立五行。"《管子·五行》："昔黄帝以缓急作五声……然后作立五行，以正天时。"《左传·昭公二十九年》："故有五行之官，是谓五官。"则是指人事而言。由此可见，先秦木火土金水"五行"概念所指很宽泛，涵盖天、地、人三才之道。

《二三子问》中的"理顺五行""必顺五行"前面各有"尊天而敬众""与天道始"，显然"五行"是就天道、人道而言的，《易之义》虽阙字过多，但从后句"不可学者也，唯其人而已矣"，似可推测也是言天人之道的。这也正体现了该两篇"顺天应人"的思想，其中的"五行"应当就是《要》篇中的"水火金土木"，而不是从文中抽取出来的"天地民神时"。这一点还可从《要》中得到证明，《要》在讲"君道"时，用了"五官六府""五正之事"，其"五官"当指"五行之官"，"五正"当指"五行之正"，即《左传·昭公二十九年》所谓："故有五行之官，是谓五官……木正曰句芒，火正曰祝融，金正曰蓐收，水正曰玄冥，土正曰后土。""六府"亦与五行有关，即《左传·文公七年》所谓："水火金木土谷，谓之六府。"由此可见，帛书《易传》"五行"即指"水火金土木"。

值得注意的是帛书《易传》已开始出现以"五行"解《易》的倾向，虽然还没有达到以"阴阳"解《易》那样的系统性，但这种风气对汉代及其后易学家产生了重大影响，易学家最终成为汉以后中国学术史上五行学说的主要阐发者。

第五节　秦汉时代

一、伦理五行说

"五行"经过战国邹衍而得以定型，五行相生相克学说、五行与阴阳合二为一学说正式形成。阴阳五行的巨大影响力通过秦始皇纳入制度和政术而得到体现。据《史记·秦始皇本纪》记载："始皇推终始五德之传，以为周得火德，秦代周，德从所不胜，方今水德之始。改年始朝贺皆自十月朔。衣服旄旌节旗皆上黑。"秦始皇按照五德终始说将秦确立为水德。刘邦推翻秦朝建立汉朝，开始也是把汉看作水德，文帝时贾谊提出改制为土德，但终未实现。

汉武帝时正式改为土德，取土克水之意。汉武帝时，董仲舒（前179—前104年）集先秦儒家思孟与阴阳家邹衍的阴阳五行观念于一体，将阴阳五行由对自然现象的认识模型一跃而变成对社会政治的说理工具，将五行解释为五种封建道德属性，"是孝子忠臣之行"。将社会治乱、政治伦理纳入五行相生相克的模型中，最终将"五行"变为宗教神学。董仲舒的《春秋繁露》

以"五行"命名的篇章就有九篇，它们是《五行对》第三十八、《五行之义》第四十二、《五行相生》第五十八、《五行相胜》第五十九、《五行顺逆》第六十、《治水五行》第六十一、《治乱五行》第六十二、《五行变救》第六十三、《五行五事》第六十四，将"阴阳"赋予天、人和社会，以"五行"配"五常"（仁、义、礼、智、信），并用阳主阴次、阳尊阴卑和五行相生、相胜的理论来说明人体、自然和社会的性质、状况和次序，从而为其"天人合一"的儒家"大一统"的封建专制主义理论张目。从此以后，"阴阳五行"说与儒家纲常教义便紧密地结合在一起。

《易纬》《孝经纬》《诗纬》等汉代纬书和《白虎通》讲人禀金、木、水、火、土五行之气而生，所以人性也就含仁、义、礼、智、信五常之性。所谓五常，常是长久、永恒不变的意思。以仁、义、礼、智、信比附金、木、水、火、土五行，将五行赋予道德属性，把仁、义、礼、智、信说成是天经地义永恒不变的，其目的是为封建道德的永恒性制造理论根据。纬书之说是否直接出于思孟学派不可知，但纬书同董仲舒的思想是一脉相承的关系，纬书的哲学基础就是董仲舒的天人感应论。董仲舒和纬书把思孟学派的仁、义、礼、智、圣改为仁、义、礼、智、信，以五常比附五行，也有不同的配法。《孝经纬》《诗纬》及郑玄都以水配信，以土配智；《毛诗》及京房则以水配智，以土配信。

《白虎通》是班固（32—92 年）对章帝建初四年（公元 79 年）白虎观辩论经学过程的记录，其中列《五行》篇共七章，除系统记载五行相生、相克理论外，还记载"五行休王"学说。

二、象数五行说

汉代的象数易学第一次将五行与八卦结合起来，再配上天干、地支、数理，创立了卦气说、爻辰说。象数学与早期的科技是息息相连的。《汉志》

术数类所载的"天文""历谱"实际上即是对"象数"（干支、五行）的应用。古代观测天文、制定历法是以干支五行为工具的。古人为了认识星辰和观测天象，就把天上的恒星几个几个地组合在一起，于是就有了"三垣二十八宿"。二十八宿分为四象。比二十八宿更早的是十二地支，十二地支也是观天象而产生的，将其用于划分天区则为"十二辰"，用于划分黄赤道带则为"十二次"。天象与地理对应起来，为"分野"。这些都体现了象数分类思想。历律的制定也与象数思想有关。其他如中医藏象经络学说、道家丹道练养原理，等等，都与"象数"密不可分。当然这里的"象数"是指包涵了干支、五行的广义"象数"。至于卦象、易数与天文、历律、中医、丹道的结合则是从汉代开始的。象数思维是中国古代自然科学、生命科学的基本思维方式。

《易纬》认为"形及于变而象，象而后数"，并将"数"看成与"象"一样是"阴阳进退""五行迭终、四时更废，变节相移"的象征，并扩大了数的范围，将九宫数、五行数引入"易数"（《易纬·乾凿度》）。"象数"在汉易中已开始由筮法范畴过渡到哲学范畴。

汉代孟喜、京房开创以象数解易的象数学派，着重于卦象及《周易》中的一些特定数字的研究，运用当时的天文、物候、历法学知识解释卦爻辞与卦爻象，力图寻找到两者的对应关系。在这种指导思想支配下，孟、京将当时的天文、物候、历法学知识、阴阳五行学说与卦爻象数结合起来，认为前者正是卦爻象数所象征、比附的物象、理象。于是他们从两方面入手建构象数学体系：一是扩大卦爻象数模式，如将一卦化生出几卦，将《周易》六十四卦重新组合，创立飞伏、互卦、八宫、世应游归等体例；二是扩大卦爻象数所取物象的范围，如将每一卦每一爻与阴阳五行、天文气候等等自然、人文知识逐一对应，创立卦气、纳甲、纳子等体例。经过这两方面的努力，使得原来有限的取象范围大大扩展。如京房认为，象即卦象，卦象是"考天时、察人事""通乎万物"的依据，既象征"天地日月星辰草木万物""天地阴阳，运转有无"，又可"定吉凶，明得失，降五行，分四象"。数即奇偶之数，也是用以象征上下四方、日月出入、内外承乘、阴阳变化的（《京氏易传》卷下）。

《易纬》是汉儒解释《易经》的丛书，早已失传，后人辑录佚文，有《乾凿度》《乾坤凿度》《稽览图》《通卦验》《是类谋》《坤灵图》《乾元序制记》《辨终备》八种。其解《易》站在神秘主义立场，亦属于象数易学派。除主张卦气说外，还提出爻辰、九宫、五行等解《易》体例。

所谓爻辰，即将六十四卦每一爻配上代表一年十二月的地支（辰），使一爻主一月。按六十四卦次序，每对立的两卦共十二爻配以十二辰，代表一年十二个月；六十四卦共三十二对，代表三十二年，从乾、坤到既济、未济，循环推算。较早言爻辰是京房，京氏的八宫卦说即将每一爻配上地支。《易纬》则将爻辰系统化。爻辰说其实也是一种卦气说。此外《易纬》卦气说还包括八卦卦气说与六十卦卦气说，在此就不展开来说了。

东汉著名经学家郑玄有《易纬注》存世，他从易数出发，将大衍之数、天地之数看成是五行之气生化万物的法则，吸收《月令》《太玄》等观点，以"五行生成"说解释《系辞》大衍数、天地数。

《易纬》和郑玄的九宫说既是卦气说的一种形式，又是方位说的特殊表达。时间与空间被巧妙地结合在一起。九宫表示四正、四维加上中宫的九方位。其中八卦各据自己的方位主持一年四时的变化，每卦主四十五日。此外，九宫、八卦还与五行、五常相配合，说明卦气、方位，又体现人伦纲常之道。

《易纬》、郑玄不仅把五行、八卦、九宫组合在一起，而且还以"数"的形式作了量的规定，从而建构了一个时空合一、万物生成和运行的宇宙模式，成为宋代河图洛书说的先导。①

---

① 张其成. 象数易学. 北京：中国书店，2003：97－105

两汉时期，可以说凡重要的学术著作几乎都涉及五行，如刘安《淮南子》、王充《论衡》、王符《潜夫论》，以及《史记》《汉书》等。

中医学奠基之作《黄帝内经》则是建构在阴阳五行模型基础之上的宇宙生命学巨著。

由此可见，汉代"阴阳五行"观念已经渗透到包括哲学、自然科学及社会、经济、政治的几乎所有领域，特别是对于中国古代天文学、气象学、算学、化学、医学等自然科学学科的形成与发展，产生了极为深刻的影响。

第六节　隋唐时代

隋代萧吉所撰写的《五行大义》为隋以前传统五行理论的集大成者，李约瑟评价它为"关于五行的最重要的中古时代的书籍"。

《五行大义》的主要内容包括：释名、辨体性、论数、论相生、论配支干、论相杂、论德、论合、论扶抑、论相克、论刑、论害、论冲破、论杂配、论律吕、论七政、论八卦八风、论性情、论治政、论诸神、论五帝、论诸官、论诸人、论禽虫等二十四大篇。由篇名可以看出五行已经与象数、天文、人事、政治、动物等各个学科产生了紧密的联系，至此，五行作为中国传统学术一种基本的思维模式已得到进一步强化。

如《五行大义·论杂配·配藏府》："藏府者，由五行六气而成也。藏则有五，禀自五行，为五性。府则有六，因乎六气，是曰六情。情性及气，别于后解，今论藏府所配合义。五藏者，肝、心、脾、肺、肾也。六府者，大肠、小肠、胆、胃、三焦、膀胱也。肝以配木，心以配火，脾以配土，肺以配金，肾以配水。膀胱为阳，小肠为阴，胆为风，大肠为雨，三焦为晦，胃为明。故杜子春秋医和云：阴淫寒疾，阳淫热疾，风淫末疾。末，四支也。雨淫腹疾，晦淫惑疾，明淫心疾。夫藏者，以其藏于形体之内，故称为藏，亦能藏受五气，故名为藏。府者，以其传流受纳，谓之曰府。《白虎通》云：肝之为言扞也，肺之为言费也，情动得序也。心之为言任也，任于思也。肾之为言写也，以窍写。脾之为言辨也，所以积精禀气。《元命苞》云：脾者，弁也。心得之而贵，肝得之而兴，肺得之而大，肾得之以化。肝仁，肺义，心礼，肾智，脾信。肝所以仁者何？肝，木之精。仁者好生，东方者，阳也，万物始生，故肝象木，色青而有柔。肺所以义者何？肺，金之精。义者能断，西方杀，成万物，故肺象金，色白而有刚。心所以礼者何？心者，火之精。南方尊阳在上，卑阴在下，礼有尊卑，故心象火，色赤而光。肾所以智者何？肾，水之精。智者进而不止，无所疑惑，水亦进而不惑，故肾象水，色黑。水阴，故肾双。脾所以信者何？脾，土之精。土主信，任养万物为之象，生物无所私，信之至也，故脾象土，色黄。翼奉云：肝性静，甲己主之。心性躁，丙辛主之。脾性力，戊癸主之。肺性坚，乙庚主之。肾性敬，丁壬主之……"则已将五行、五藏、五常、天干等皆互相配属，形成了一套严密的体系。

自唐以下，单独探讨五行的著作已较为少见，有关五行的论述与象数易学紧密结合在一起，于象数学著作中能略见一二。这说明五行观念已深入人心，成为一种默认的思维模式，已不需要再进行更多的阐述与说明了。

第七节　两宋时代

宋代是继汉代以来又一个象数学发展高峰，宋代象数学的特点是以河图洛书、先天图等图式解说《周易》原理，偏向于解《易》之道，不太关注解《易》之文，这一点与汉代象数派相反，将汉易象数学进一步哲理化、数理化。因其注重于河图洛书、先天图等图式，故宋代象数学又被称为"图书学""河洛学""先天学"或"先天象数学"，其中亦有对五行学说的补充与发明，主要代表为陈抟、邵雍、刘牧、朱震、张行成、蔡元定、蔡沈等。

陈抟（871？—989？年），字图南，号扶摇子，宋太宗赐号希夷先生，又称华山道士。陈抟不仅是五代、宋初著名的道学家、神仙家、内丹家，而且也是宋代图书象数派的开创者。据南宋·朱震《汉上易传表》说：

陈抟以先天图传种放，放传穆修，修传李之才，之才传邵雍；放以河图洛书传李溉，溉传许坚，坚传范谔昌，谔昌传刘牧；修以太极图传周敦颐，敦颐传程颐、程颢。

据此说，陈抟当传下了三类图式：先天图、河图洛书、太极图。此说后世有争议①，但因陈抟图式并未见文献记载，故只能从刘牧、邵雍等人的论述中作合理推测。

刘牧（1011—1064年），字长民，一字先之，是北宋中期象数派的代表人物之一，是图书易学的真正创立者。易学著作为《易数钩隐图》。宋元人多认为刘牧河洛学出自陈抟，虽然陈抟倡"龙图易"，但并未分出河图、洛书，至刘牧才加以区别，以五行生成数图（十数图）为"洛书"，以九宫图（九数图）为"河图"。

刘牧九数河图、十数洛书是对陈抟龙图易的发展。本于刘歆说，以《尚书·洪范》五行为洛书；本于郑玄说，以《周易·系辞》"天地之数"为五行生成数。并将两者视为一体。

刘牧的图书学不再像汉易那样讲阴阳灾变，也不再像陈抟那样以图式讲神仙丹术，而是用以说明《周易》原理，从而使象数哲理化。其中洛书被用来解释《系辞》天地之数章，刘氏认为："凡天地之数，五十有五，此所以成变化而行鬼神也。"河图被用来说明八卦的来源，以河图为八卦之源本于刘歆和伪孔传说，刘氏认为："既极五行之成数，遂定八卦之象。"并提出河图

---

① 张其成. 易符与易图. 北京：中国书店，1999

九数五行生卦象说："水居坎而生乾，金居兑而生坤，火居离而生巽，木居震而生艮。已居四正，而生乾、坤、艮、巽，共成八卦也。"五居河图之中，不参与配卦。

刘牧通过河洛的比较，认为河图与洛书不可分离，象与形、道与器不可偏废，并以此解释《系辞》"形而上者谓之道，形而下者谓之器"及"大衍之数"章、"天地之数"章，进而解释《周易》原理，以河洛图式建构起一个万物形成与结构的世界模式。

蔡元定（1135—1198年），字季通，学者称西山先生，继承汉宋象数学的传统，对有关河洛图书的问题及邵雍的易学加以阐发。以理为本，主张有理而后有象数，先有数然后有象。理数又是一体关系。认为河洛之数是《周易》象数的来源，河洛之数的演变形成了八卦和六十四卦卦象，而河洛之数又出于自然之理。主要著作有《皇极经世指要》《律吕新书》等。

蔡元定关于河、洛的学术观点，主要在其与朱熹合著的《易学启蒙》中，该著共四篇：《本图书第一》《原卦画第二》《明蓍策第三》《考变占第四》，是关于图书象数学的代表作。

蔡元定、朱熹以十数图为河图，九数图为洛书。十数图为五行生成图，九数图为九宫图，以对抗刘牧的"河九洛十"说。在朱、蔡的宣传下，"河十洛九"说成了被后世信奉的定论。

朱、蔡认为河图之数为十，数至十而全，为数之常、数之体；洛书之数为九，数之变始于一而终于九，为数之变、数之用。

河图象天，为圆形，其数为三、为奇；洛书象地，为方形，其数为二、为偶。以此解释《周易·系辞》"参（三）天两地"之道。

河图体现五行相生次序，洛书体现五行相胜次序。

河、洛二图生数一、三、五所处方位皆同，二、四所处方位不同，因而其成数七、九所处方位亦不同。洛书生数二居西南、四居东南、河图二居南、四居东。说明阳不可变易，而阴可变易。

朱、蔡这种观点主要是为了说明河、洛同是八卦的来源。《易学启蒙》还列有先天卦配河图、先天卦配洛书等图式。

蔡元定之子蔡沈（1167—1230 年），字仲默，学者称九峰先生，著有《洪范皇极》。继承其父象数之学的传统，将理和数统一起来，并以数解理，进一步发展了此派的河洛之学，将图书学派的象数之学发展到了一个新阶段，从数的领域讨论了《周易》的法则，并从哲学的高度讨论了数的性质及其变化的规律。

蔡沈河洛学总体上是对其父的继承，但在有的观点上与其父并不一致，如其父主张河圆洛方、河奇洛偶，蔡沈则反对此说，认为河图"体圆而用方"，洛书"体方而用圆"。以作用言，则河方洛圆。其父主张"河奇洛偶"说，蔡沈则提出"河偶洛奇"说，认为河图之数为偶，洛书之数为奇。河图之数虽有奇，但奇偶之数的排列皆以阴阳相配，显示其用为偶；洛书之数虽有偶，但其奇数或居正位，或居中位，体现五行相生、相胜顺序，显示其用为奇。由于河图之用为偶，故天地万物皆按阴阳之象相互对立；洛书之用为奇，故天地万物又按五行顺序相互流传。

此外，蔡沈还提出"河静洛动""河象洛数"等观点。所谓"河偶洛奇"，是将《周易》的"一阴一阳之谓道"归之为奇偶二数，以奇偶为中心，制造了一个世界模式，以偶数说明对立，以奇数说明转化，将世界的存在和变化归之于奇偶二数的相互作用。所谓"河象洛数"，是为了说明卦象出于河图，九畴出于洛书。

总而言之，宋易象数派通过河洛图式、先天易图式构建世界的整体模式，将五行数字化，把天时、地理、动植物、人体、器官、道德伦理、社会制度、历史演变等等统统纳入其中，以说明宇宙万事万物之间是一个相互影响、普遍联系的整体；周敦颐的太极图式将宇宙"太极"与人伦"人极"相联系，从太极－阴阳－五行－万物的宇宙生成论角度，把天、地、人有机地统一起来，组成一个"太极"整体和谐系统。

第八节　明清时代

明清象数派宋易著作众多，但附会、抄袭者多，发明、创新者少。大多在图书术数上拾宋代象数派余绪。有创见、有新意、有较高理论思想水平和影响较大者主要是明代来知德与清代方以智。

方以智（1611—1671 年），字密之，号曼公，出身于一个著名的书香家族，方氏数代在易学上都有重要贡献。方氏易学具有从义理转向象数的倾向，他不仅把其象数理论同某些"类流小术"划分了界限，批判了"支离附会、未核其真"的穿凿之说，而且对京、邵之学也有所折衷扬弃。将太极、自然、理、心，或形上，或形下，都看成同一系列范畴，认为象数的实质是作为本体的心、理、自然、太极的外化，象数同这些范畴是现象和本质的关系。客观世界可以用象数来反映。

方氏推河洛之学，折衷宋元明以来的河洛观点，以河洛的宇宙之表法为"一切生成之公征"。（《周易时论合编·图象几表·太极图说》）继承前说，以河图为体、洛书为用，河洛不可分离，体用互藏。河洛二图都出于天地之数一至十，又都归于五、归结于一。

十止是五，五藏四中，四用半为二，二即藏三，三即一也，十不用，而金火易为洛书。故但言五之圆，而八方在矣。（《周易时论合编·系辞上》）

认为洛书只是少"十"，但言"五"。"五"既是河图又是洛书之中，中五统率四方之数。方氏以"中五"为河洛的要本、河洛的中心观念，将《系辞》"天地之数""大衍之数""参伍错综"说、《说卦》"参天两地"说等贯通在一起，说明河图洛书的形成、结构及变化法则，进而构建以河洛为图式

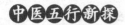

的宇宙万物生成和变化模型。

方以智在《图象几表》中列有《密衍》图，以此说明河洛之数，并引其师王宣的话：

天下之数始于一，终于十，而五为中。言五而兼六者，五为生数之终，而六为成数之始也。言五与十者，合两生成之终数也。故五十者数之统也……即以此作十圆图，而五在中，已尽其妙。大衍以十乘五，以五乘十而是矣。河图五十五，虞其中宫之五者，亦适合也。

以中五为核心，说明河洛的构成。方以智进一步作了解释：

邵子言小衍者，示五而万备矣。愚者言前衍者，举一而五具矣。一亦不具而五亦具矣，万亦具矣，知之则全图皆太极也。知全图之皆太极，又当知中之十五为极，十五以中五为极，中五以中一为极，一又有其所以然者，则两间之星星怴怴，皆有太极之正中焉，历历常明矣。

强调"中五"为太极，十五归之于五，五又归之于一。五体现"一"的太极之妙，河洛之图有四个层次：全图→十五→五→一；天地之数有五个层次：天数五、地数五。均可归之于太极，太极为"正中"，表现为"中五"。既说明"中五"是河洛生成的核心，又说明河洛是太极"中五""中一"的自身展开。

方氏以河洛中五说解释《周易》经传，如解释卦《象辞传》"明两作离，大人以继明照于四方"说："继从五丝而分别以续之，用二交网而贯五为一之象也。"认为"继"字由五个"丝"组成，具有河中五之象，故能统率四方、四隅。

方以智创造了独具特色的象数易学，对易学作出了贡献，同时也标志着象数派宋易的完结。其后象数派宋易著作虽然很多，但均缺乏新意，无甚建树。

由汉至清的象数学派发展可见，象数学派是哲学史上阴阳五行学说的主要倡导者，自从京房将卦爻与五行结合以后，历代象数学家均以阴阳二气或五行之气解释卦爻象变化之理，河图洛书蕴含五行之气，先天卦图蕴含阴阳二气，太极图则蕴含阴阳五行之气。八卦、六十四卦、河图洛书、太极图、阴阳五行是象数学家通过解《易》而构建的世界图式。①

小结

从时间上考察，"五行"说起源于殷商时代；形成于西周时代，出现了水、火、木、金、土"五行"概念；初步成熟于春秋时代，出现了五行相胜学说；进一步成熟于战国时代，出现了五行相生学说、五行与阴阳互相配合学说，五行已成为一种宇宙模型被广泛运用；神化于汉代，五行成为神圣不可更改的世界观、方法论，并一直延续到清末。五行与阴阳相结合的理论成为中国文化最核心的思维方式及价值取向。

从内涵上考察"五行"的起源

（1）源于"五材"。五材指宇宙自然界五种基本物质，即木、火、土、金、水五种具体的物质，最早将"五材"称为"五行"的是《尚书·洪范》。另《左传》襄公二十七年载"天生五材，民并用之"，昭公二十五年载天地"生其六气，用其五行"，昭公三十二年载"天有三辰，地有五行"，《国语·鲁语》载"地之五行，所以生殖"，其中所说的"五行"就是指"五材"。五材被称为五行后，其意义即发生重大变化。

（2）源于"五方"。从安阳殷墟大墓考察，半数大墓平面呈"亞"形。据王国维《明堂寝庙通考》考证，上古明堂宗庙平面也呈"亞"形。另据张光直考证，墨西哥玛雅文化遗址的神兽形石的嘴呈"亞"形，而玛雅与殷商文明是"同祖后代"。上述的"亞"形可分解为五个方块，分别代表五方，

---

① 张其成. 象数易学. 北京：中国书店，2003：105－148

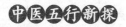

可见五方的观念在夏商时代即已产生。从文献记载看，《尚书·尧典》记载舜巡狩四方，巡狩路线按五行相生次序；《逸周书·小开武》记载商末周初文、武、周公之时巡察、封社也按五位、五行次序。殷墟出土的卜辞中有许多"尚五"的说法，并载有祭祀五方神的仪式。从"行"的甲骨文字形看，也是外通四方、中居一方。有学者据此认为"五行"源于"五方"学说。

（3）源于"五时"。据《史记·历书》记载，"黄帝考定星历，以立五行"。《管子·五行》说"黄帝作立五行以正天时"。均认为五行是黄帝为了制定历法而创立。五行初义为五气，用于治历。《管子·五行》载五行历遗义，将一年365日分为五段，以木、火、土、金、水分别统配，并重构五气流行图，按五个方向依次流转。

（4）源于时空意识的觉醒。这是笔者提出的观点。我认为对于"五行"的来源问题，首先应该追溯的是为什么古人要进行"五"的分类？固然古人对于自身手、足都是"五"指（趾）感到神秘继而崇拜，但并不能就此认为这就是五行的来源。"五行"与五方、五材、五时、五气均来源于人们时空意识的觉醒。至迟在殷商时期，人们已有了空间上的五方观念和时间上的五时观念，当时的"五气"说即是时间与空间的统一，"五气"中既包含有与二至、二分配合的季节交变之气，又包含散入四正之位、虚中之位的方位之气，五时与五位巧妙地结合在一起。这种深层次的时空统一观念、宇宙（时空）"五"类划分观念，可能正是五行形成的根本原因。

第二章　五行的内涵与特征

第一节　五行的内涵

"五行"究竟指什么?《尚书·洪范》《春秋元命苞》《白虎通义》《说文解字》《释名》《广雅》《五行大义》及近现代学者都作了解释。综观各家解说,可归纳为以下几种。

一、五行指"五材"

五材即木、火、土、金、水五种基本物质、材料。《尚书·洪范》首次将五行称为水、火、木、金、土,《左传》《国语》常将"地之五行"与"天之三辰""天之六气"相并称,五行即指五种具体的质料。《左传》《国语》还常把五行加"谷"称为"六府"。

二、五行指"五性"

五性即润下(水)、炎上(火)、曲直(木)、从革(金)、稼穑(土)五种基本功能属性,这是《尚书·洪范》首次规定的。后世对五行的解释基本上没有偏离《洪范》的这种属性规定。归纳五行的基本意义为:水,原即指水,后作为哲学概念,表示有润下、寒冷属性和功能的事物或现象。火,原指火,后作为哲学概念,表示具有炎热、向上属性和功能的事物或现象。木,原指树木,后来作为哲学概念,表示具有生发、条达、曲直属性和功能的事物和现象。金,原指金属,后作为哲学概念,表示具有清静、肃杀、从革属性和功能的事物和现象。土，原指泥土，后作为哲学概念，表示具有生养、化育属性和功能的事物和现象。

隋代萧吉《五行大义》将五行的主要意义理解为：

木——生机、兴发；

火——变化、活动；

土——孕育、培植；

金——禁制、肃杀；

水——藏伏、终结。

萧吉还在该书《辨体性》一章中，对五行的"体"和"性"作了归纳，"体"指五行的本体、形质，"性"指五行的属性、功能。

木以温柔为体，曲直为性。

火以明热为体，炎上为性。

土以含散持实为体，稼穑为性。

金以强冷为体，从革为性。

水以寒虚为体，润下为性。

这里的"性"完全借用了《尚书·洪范》说。萧吉所说的五行，其实就是现实自然中木、火、土、金、水五种物质及其属性。

三、五行指"五常"

五常即仁、义、礼、智、信（圣）五种道德伦常。《尚书·甘誓》"有扈氏威侮五行，怠弃三正"中的"五行"可能指五种道德伦常。《荀子·非十二子》中指斥思孟学派的"五行说"，唐代杨倞注认为"五行，五常，仁义礼智信是也"。随着1973年马王堆帛书《五行》篇的出土，有学者研究认为思孟五行当指"仁、义、礼、智、圣"五常。

四、五行指"五德"

战国时期邹衍提出土、金、木、火、水五德终始说，以五德配朝代，改朝换代就是五德的相生相克和终始循环。五行配帝王之德有两法：一为依五行相胜（克）之顺序，周火德，则秦以水德代之；秦水德，则汉以土德代之。一为依五行相生之顺序，伏羲氏（木）、神农氏（火）、轩辕氏（土）、金天氏（金）、高阳氏（木）、尧（火）、舜（土）、禹（金）、商（水）、周（木）、汉（火）。第一种顺序一般认为是邹衍"五德终始"顺序，第二顺序一般认为是刘向父子的"以母传子"顺序。

五、五行指"五类"

五类即木、火、土、金、水五种分类原则。《吕氏春秋·十二纪》《礼记·月令》等开始以五行为原则类分时令、祭祀、藏象、音律、方位等万事万物。这样一来，原本十分复杂、难以计量的事物就被分为简单的五大类，宇宙一下子变得简单、明晰了。见表2-1。

表2-1　宇宙万物分类

五行 事物	木	火	土	金	水
天干	甲乙	丙丁	戊己	庚辛	壬癸
地支	寅卯	巳午	辰丑戌未	申酉	子亥
五方	东	南	中	西	北
五季	春	夏	长夏	秋	冬
五时	平旦	日中	日西	合夜	夜半
五气	风	暑	湿	燥	寒
五化	生	长	化	收	藏
五味	酸	苦	甘	辛	咸

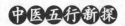

续表

五行 事物	木	火	土	金	水
五音	角	徵	宫	商	羽
五脏	肝	心	脾	肺	肾
五腑	胆	小肠	胃	大肠	膀胱
五窍	目	舌	口	鼻	耳
五体	筋	脉	肌肉	皮毛	骨髓
五津	泪	汗	涎	涕	唾
五输	井	荥	输	经	合
五元	元性	元神	元气	元情	元精
五德	仁	礼	信	义	智
五物	游魂	识神	妄意	鬼魄	浊清
五贼	喜	乐	欲	怒	哀
五魔	财	贵	胜	杀	淫
五星	岁星	荧惑	镇星	太白	辰星

六、五行指次序

五行指五类事物之间特定的排列次序。五序由《尚书·洪范》开始，"一曰水，二曰火，三曰木，四曰金，五曰土"，这种次序被后世用来说明事物发展的节律和周期。然而五行次序并不是固定的，在不同著作中往往有不同的次序。甚至同一部著作在不同篇章中也会出现不同的五行次序，如《管子》《黄帝内经》等。不同的五行次序往往反映不同的宇宙发生观、事物运动周期观。

五行的排列次序大多数书上并没有标明"一二三四五"的次序。从各种五行次序看，有些用的是相生次序，有些用的是相克次序，有些则混杂不一。

如果从五行的第一行看，影响最大的有两种。

第一，以"水"为先。《尚书·洪范》首先确定，《管子·水地》《太玄·玄图》《易纬·乾凿度》及河图、洛书等皆以"水"为第一行，并标定为"一"。

第二，以"木"为先。《管子·五行》《战国楚帛书》《孔子家语》《礼记·月令》《吕氏春秋·十二纪》等以"木"为第一行，与《易传·说卦》以震为首卦思想一致，是一年四季以春（木）为首观念的体现。

五行的次序往往与社会历史、一年四季等配合，用来说明各自的循环周期、兴衰变化。

七、五行指五类事物或五种属性之间的复杂关系

事物或属性之间的复杂关系主要有生克、乘侮、胜复、制化等。

（一）五行相生

指五行之间相互资生、相互促进的关系。其规律为：木生火，火生土，土生金，金生水，水生木。隋代萧吉《五行大义·论相生》解释："木生火者，木性温暖，火伏其中，钻灼而出，故木生火；火生土者，火热故能焚木，木焚而成灰，灰即土也，故火生土；土生金者，金居石依山，津润而生，聚土成山，山必长石，故土生金；金生水者，少阴之气，润燥流津，销金亦为水，所以山石而从润，故金生水；水生木者，因水润而能生，故水生木也。"直观解释为：木材燃烧生成火，火烧了木头成为灰土，土中有金属矿，销金可以为铁水、铜水，水能灌溉树木。五行相生亦有取象比类之义，泛指事物运动变化中的相互促进关系。

（二）五行相克

亦称"五行相胜"，指五行之间的相互制约、克胜的关系。其规律为：木克土，土克水，水克火，火克金，金克木。《白虎通义·五行》："五行所以相害（相克）者，天地之性，众胜寡，故土胜（克）火也；精胜坚，故火胜金；刚胜柔，故金胜木；专胜散，故木胜土；实胜虚，故土胜水也。"《素

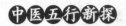

问·宝命全形论》："木得金而伐，火得水而灭，土得木而达，金得火而缺，水得土而绝。万物尽然，不可胜竭。"直观解释为：水能扑灭火，火能溶化金属，金属制品能伐木，木制的农具能够掘土，土又能挡住水。五行相克认识在春秋时已出现。《左传·昭公三十一年》："庚午之日，日始有谪，火胜金，故弗克。"《左传·哀公九年》："水胜火，伐姜则可。"《吕氏春秋》等亦多处载述。五行相克体现了事物运动变化中互相制约以求平衡的思想。

（三）五行相乘

又称"五行亢乘"，指五行中某"一行"对被克的"一行"克制太过，从而引起异常相克反应。"乘"有以强凌弱、乘虚侵袭之意。表现为两方面：一是五行中的某"一行"本身过于强盛，因而造成对被克制的"一行"克制太过，促使被克的"一行"虚弱，从而引起五行之间的生克制化异常，例如：木过于强盛，则克土太过，造成土的不足，称为"木乘土"；一是五行中的某"一行"本身虚弱，因而克它的"一行"就显得相对增强，造成被克一行更加衰弱，例如：木如不过于强盛，其克制土的力量则处在正常范围，但由于土本身的不足，因而形成了木克土的力量相对增强，使土更加不足，称为"土虚木乘"。相乘是事物间关系失却正常协调的表现，中医用此解释病理变化。

（四）五行相侮

亦称"五行反侮""反克"。指五行中的某"一行"过于强盛，对原来"克我"的"一行"进行反克，表现为两方面：一是某"一行"特别强盛，则反克克我的"一行"，如木本受金克，但当木特别强盛时，不仅不受金的克制，反而对金进行反侮（反克），称作"木侮金"；一是某"一行"本身就虚弱，反而受"所克"的"一行"的克制，如在金本身十分虚弱时，不仅不能对木进行克制，反而受到木的反侮，称作"金虚木侮"。相侮是事物间关系失却正常协调的另一种表现，中医用此解释病理变化。

（五）五行乘侮

是指五行在异常情况下的生克关系。相乘和相侮都是不正常的相克现象，两者之间既有区别又有联系。其主要区别是：相乘是按五行的相克次序发生过强的克制现象，相侮是按五行相克的相反次序发生的克制现象。两者之间的联系是：在发生相乘时，也可以同时发生相侮，发生相侮时，也可以同时发生相乘。如木过强时，既可以乘土，又可以侮金；金虚时，既可以受到木的反侮，又可以受到火乘，因而相乘与相侮之间存在着密切的联系。《素问·五运行大论》说："气有余，则制己所胜而侮所不胜；其不及，则己所不胜侮而乘之，己所胜轻而侮之。"乘侮体现事物发展过程中的反常变化，在人体则为病理现象。

（六）五行胜复

指五行在异常情况下相胜相制、克制复救、先胜后复的关系。《内经》将由于太过和不及所引起的对所克者过度克制的力量称之为"胜气"。胜气的同时必然地招致一种相反的力量以将"胜气"压平下去，这种力量称之为"复气"。五行结构中，如果出现太过而乘己所胜者，那么胜己者定要前来报复，消伐已亢太过，使之平复。当太过恢复正常，所胜者与被胜者就会协调制化；若出现不及，则胜己者就会像不速之客前来欺侮，但胜己者的所不胜又必会进行报复，使不速之客反遭其灾。这样就维持和保障了五行系统的动态平衡。如水气太过，水对火就会过分克制，火气必然受损，火之子土气就会出来制止水气，使水气恢复正常，金木也参与其中的调节作用，以使五行之间失去的平衡、协调关系得到重新建立。

（七）五行制化

有两种含义：一是五行在正常情况下的相生相克关系。制为克制，化为化生。《素问·六微旨大论》："制则生化。"化生和克制相互为用，事物生中有克、克中有生，才能维持其相对的平衡协调，这种生克关系，称为制化。

举木为例，木能克土，但土能生金，金又能克木，通过这种调节，使木既不能过度克土，又不能过度被金克。其余类推。二是五行之间的亢害承制关系。《素问·六微旨大论》："亢则害，承乃制，制则生化。"明·张介宾《类经图翼》："母之败也，子必救之，如水之太过，火受伤矣，火之子土，出而制焉。火之太过，金受伤矣，金之子水，出而制焉。金之太过，木受伤矣，木之子火，出而制焉。木之太过，土受伤矣，土之子金，出而制焉。土之太过，水受伤矣，水之子木，出而制焉。盖造化之几，不可无生，亦不可无制。"这就叫"亢害承制"。五行亢害之极而为害，必须抵御，令其节制，方能维持事物的正常生发。

八、五行指五类事物在四时十二个月中的生长过程和不同状态

五行的生长过程和状态分为"生旺死墓"和"旺相休囚死"两种。

第一，五行生旺死墓，又称"五行生旺""生长帝旺""寄生十二宫"。指干支五行在十二个月中从生长到壮大、死亡的过程，表示事物新陈代谢的规律，按《三命通会》，十二宫名称为"长生、沐浴、冠带、临官、帝旺、衰、病、死、墓、绝、胎、养。五行生旺死墓说明一切事物都有一定的周期轮回，如行住坏空、生老病死、少壮老灭、生长收藏、新陈代谢之规律。

第二，五行旺相休囚死，指五行在四时中旺盛、次旺、休退、困囚、亡死的五种状态。从五季看五行，其规律为：当令者旺，我生者相，生我者休，克我者囚，我克者死。如春天木当令，木为旺，火是木所生，火为相；水是生木之母，木已旺盛，母便退居，水为休；金是克木者，木势强劲，金反为囚；土是木所克者，木势强旺，所克之土为死（表2-2）。

表 2-2　五行旺相休囚死之规律

五行 状态	木	火	土	金	水
旺	春旺	夏旺	四季旺	秋旺	冬旺
相	冬相	春相	夏相	四季相	秋相
休	夏休	四季休	秋休	冬休	春休
囚	四季囚	秋囚	冬囚	春囚	夏囚
死	秋死	冬死	春死	夏死	四季死

汉代《淮南子·地形训》提出"五行休王"学说，认为："木胜土，土胜水，水胜火，火胜金，金生木。"又说："木壮，水老，火生，金囚，土死。火壮，木老，土生，水囚，金死。土壮，火老，金生，木囚，水死。金壮，土老，水生，火囚，木死。水壮，金老，木生，土囚，火死"。其中"壮"即"旺"，"老"即"休"，"生"即"相"。

九、五行是一种多级多路的反馈联系，是一种内稳定器模型

当代一些学者从信息论、控制论角度研究五行，认为在五行反馈路线中，木——火——土——金——水，依次输入、输出信息，同时又依照隔一相克的次序输入、输出信息。五行中每一行都包含"生我""我生""克我""我克"四个方面，五行的相生、相克即是信息的输入、输出。五行相生相克、生中有克、克中有生，与控制论中的反馈原理有密切联系，五行中的每一行都是控制系统，也都是被制对象。"生"和"克"代表控制信号和反馈信号两个方面。如果"生"代表控制信号，那么"克"则代表反馈信号；如果"克"代表控制信号，那么"生"则代表反馈信号。

五行中的每一行都可以同时发生或接收相生和相克这两种相反控制信号，五行反馈表现为正反馈、负反馈两种形式。当某一行发生相生或相克信息，

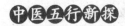

另一种接到的也是相应的相生或相克信息，则是加强的正反馈；当某一行发生相生或相克信息，另一行接到的是相反的相克或相生信息，则是减弱的负反馈。正反馈导致系统的偏离越来越大，负反馈使系统的偏离向正常标准靠近。

五行由五个互有反馈联系的子系统组成内稳定器。如果某一行对平衡态发生较小偏移，这时其他"行"（子系统）对这一行发生作用，帮助这一行回到平衡态。只要系统处于非稳定态，系统就会不断运转，主动寻找稳定态，最终恢复和达到稳定状态。

十、五行是一个描述自然循环运动或周期运动、维持动态平衡的多体稳定系统

不少学者从系统论角度研究五行，认为自然界的循环（周期）运动突出表现为空间的五方结构、时间的五季结构、植物的五化循环，这三种循环运动都是在五行模式规范下建构的。五行具有普遍的意义，世界上任何一种事物运动的循环周期必然相应地分成五个阶段，每一事物内部都必然具有与五行运动相适应的五行结构。五行体现了自然界事物相互联系的朴素系统观念。五行之间的生克、胜复机制维持五行系统的动态平衡，五行系统中任何两行之间都存着相生相克关系，所以是不平衡的，从而处于运动之中；但五行中的每一行既被生又生它、既被克又克它，所以从整体来说是平衡的，这种平衡是一种动态平衡。

五行的"五"是一个奇素数。奇素数基本单位所构成的多体结构是有极性的左右对称的稳定系统，因而五行结构是有极性的、多体稳定系统。

十一、五行是一种严密的高级逻辑联系

有学者认为五行表达了层次极高的逻辑——五值逻辑。五行生克关系表

达的是一种事物同与之有关的其他四种事物之间发生的直接联系。表明五值逻辑是一种三维时空结构。五行以"我"为中心，有：生我者、克我者、我生者、我克者四种关系，可用四面体把这种关系表示出来，在四面体中任何一行都可与其他四行无交叉发生直接联系而无需中介。

由五行可说明河图洛书数的构成，将五行结构数的四面体各点向三维垂面投影，发现正视图和侧视图就是河图洛书。五行四面体结构是一种左旋结构，与它对称的五运四面体结构是一种右旋结构。从几何构形看，两个五行四面体结合在一起即构成一个六面体，六面体的八个顶点（八卦）即是两个四面体的八个顶点，五行四面体是太玄六面体的结构单位，四面体和六面体一样都是三维时空的结构模型。[1]

十二、五行是认识宇宙生命非线性现象的简单而有效的思维模型

笔者认为"五行"从本质上说，只是古人认识宇宙生命的一种思维模型，五行不仅是宇宙生命的构成要素，而且是宇宙生命的分类原则；不仅是宇宙生命的动态功能，而且是宇宙生命的运行关系。五行就是"气"的演化模型，就是时间与空间合一的理论模型。

当代学者从"老三论""新三论"角度研究五行，试图找出五行的科学性，运用科学术语对五行做新的解释，这对于现代人和西方人理解五行学说的确起到了积极作用，然而这些诠释不过是一种语言转换或翻译而已，较少或没有真正揭示五行模型的本质，至于将四面体内五行作数的规定也缺乏合理的依据，且犯了以因代果、循环论证的毛病。

宇宙生命问题是"复杂性"问题，除了线性现象外，还有大量非线性现

---

① 郑军. 太极太玄体系. 北京：中国社会科学出版社，1992

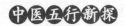

象，古人企图用简单的五行模型来描述生命的复杂性关系和非线性现象。五行的宇宙生命关系网是通过五行之间的生克、乘侮、胜复、制化编织而成的。五行生克反映宇宙生命运行的相互生发和制约关系，乘侮反映宇宙生命体内部的非平衡关系，胜复则反映这种非平衡态下的一种自我复救的关系，亢害承制反映的不仅是两"行"之间而且是多行之间的生化制化关系，如此则构成一幅环环相连、立体、多维的宇宙生命关系网。

值得指出的是，五行模型固然在解说生命、宇宙方面有合理的内涵，然而一切模型都含有非理性的因素，作为古代一种思维模型，在认识宇宙生命时，往往有很多非理性的、机械的照搬和推想，从而与原型产生一定的距离，因此如何发展或突破这种思维模型就成为中医发展的关键所在。

第二节　五行的特征

笔者将五行看成是中国古代认识宇宙生命非线性现象的简单而有效的思维模型，认为其具有以下特征。

一、五行模型是思维模型，而不是物质模型

"模型"一词，起源于拉丁文 Modulus，原义是样本、尺度、标准。科学意义上的"模型"是人们按照某种特定的目的而对认识对象所作的一种简化的描述，用物质或思维的形式对原型进行模拟所形成的特定样态。模型可分为物质模型与思维模型两大类。通过模型来揭示原型的形态、特征和本质的方法称为模型法。

物质模型是以某种程度、形式相似的模型实体去再现原型，它既可以是人工构造的（如地球仪、船模），也可是从自然界获取的（如动物、植物标本）。物质模型是模拟实验赖以进行的物质手段。

思维模型不是认识的物质手段，而是客体在人们思想中理想化、纯化的映象、摹写。思维模型是人们在头脑中创造出来并且运用它在思维中进行逻辑推理、数学演算和"思想实验"，可分为形象的（唯象的）模型和符号的（标志性的）模型，前者是以理想的或想象的形态去近似地反映客体的一种思想形式，后者是借助于专门的符号、线条等，并按一定的形式组合起来去描述客体。

五行是一种典型的思维模型，五行模型是中国传统思维模型的最基本形式，它与阴阳干支及卦爻、河洛的配合互补，即组成了中国传统思维模型的代表——象数思维模型①。

二、五行表示的是关系实在、功能实在，而不是物质实体、形态

五行表示的是关系实在、功能实在，而不是物质实体、形态实体。虽然"五行"最早指"五材"，是五种物质实体，但当它一旦成为一种思维模型，一旦成为一个哲学范畴，并运用于中医及中国古代各门学科，它就不再是五种物质，不再是五种有形态结构的实体，而是变成了一种表达关系、功能的实在。用中国传统术语说，"五行"已不再是"器"或"体"，而是"气"或"象"。

五行作为一种模型被中医广泛运用时，已不含有"元素""要素"的名词意义，也不是流行、运行的动词意义，它与"气"一样，已成为一种功能模型。从物质实体过渡到关系实在、功能实在，是"五行""气"的基本特性。

---

① 张其成．东方生命花园——易学与中医．北京：中国书店，1999：37－41

第三节　五行与气、阴阳、八卦的关系

就"五行"与"气"的关系而言，"五行"是"气"的五种表现形式，"气"是"五行"的本质和基础。就"五行"与"阴阳"关系而言，并不是人们所认为的阴阳和五行不是一个体系，五行是"三"、阴阳是"二"。虽然"五行"与"阴阳"的来源不同，但作为一种思维方式，两者却是相通的。"三"是一种中间状态、中间关系。五行是两对阴阳加上中土，而中央土的最大功能就是协调两对阴阳的关系。加上中土使得"阴阳"模型一下子成为一个动态的"生命"的模型。这两对阴阳就是：水（阴）与火（阳）、木（阳）与金（阴）。而"阴阳"并不是简单的"二"，因为"阴阳"学说的核心是"阴"与"阳"的关系（互根、互换、互动、互变……），这种关系实际上就是"三"，因此我们可以说五行和阴阳都是在展现阴阳"二"的动态关系"三"，"阴阳"和"五行"并不是毫不相干的两个体系。

"五行"是"二"与"三"的巧妙相合。《老子》说："道生一，一生二，二生三，三生万物。万物负阴而抱阳，冲气以为和。"（第 42 章）"一"为太极，"二"为阴阳，"三"就是"冲气"，就是"和"，也就是阴阳的关系、五行的中"土"。"阴阳"只有发生关系、只有相"和"才能"生万物"。"三"对中国文化、中国科技的影响是至为深远的，中医的三阴三阳、六气、六腑、十二经络，天文历法中的三垣、十二次、十二辰、十二建除、二十四节气（每季三个月共六节气），音律学中的五声、十二律、三分损益法……可以说都是对"三"的运用，是"三"观念的体现。五行的基数正是"三"，五行除了分类的功用外，更重要的就是阐释"三"，就是建构宇宙万物的关系网。"五行"（"三"）是"阴阳"（"二"）的合理发展。

《黄帝内经》把"阴阳"视为天地万物的本原和主宰。《素问·阴阳应象大论》："阴阳者，天地之道也，万物之纲纪，变化之父母，生杀之本始，神明之府也。"《素问·四气调神大论》："夫四时阴阳者，万物之根本也。"《素问·天元纪大论》："夫五运阴阳者，天地之道也，万物之纲纪，变化之父母，生杀之本始，神明之府也。"无论是"四时阴阳"（或"阴阳四时"）还是"五运阴阳"，都归结为"阴阳"，"阴阳"才是天地万物的根本。《黄帝内经》正是将"阴阳"视为解释人体生命的最高范畴，人体生理、病理等一切器官、功能、活动、病变都可用"阴阳"加以描述。《素问·阴阳应象大论》："天地者，万物之上下也；阴阳者，血气之男女也；左右者，阴阳之道路也；水火者，阴阳之征兆也；阴阳者，万物之能使也。"认为天地、上下、男女、左右、水火都不过是"阴阳"的代称。《黄帝内经》还从人体生命现象出发，认为"阳化气，阴成形。寒极生热，热极生寒，寒气生浊，热气生清"，"清阳出上窍，浊阴出下窍；清阳发腠理，浊阴走五脏；清阳实四肢，浊阴归六腑。水为阴，火为阳。阳为气，阴为味。味归形，形归气；气归精，精归化"，不仅将脏腑、气形、气味、上窍下窍、腠理五脏、四肢六腑等作了"阴阳"分类，而且说明了阴阳之间可以互相转换。《黄帝内经》的治疗观可以用一句话概括，那就是"谨察阴阳所在而调之，以平为期"（《素问·至真要大论》）。"平"就是人体阴阳的和谐平衡。

《周易》和《黄帝内经》对"阴阳"的基本属性、功用及"阴阳"之间的对立对待、和谐统一、运转变化的关系作了十分精详的说明。从某种意义上说，《周易》就是关于宇宙"阴阳"的哲学，《黄帝内经》就是关于人体"阴阳"的科学。明代张介宾对医与易的关系做了概括："欲该医易，理只阴阳。"（《类经附翼·医易义》）可谓透辟！

当然，《黄帝内经》的"阴阳"除基本特质与《周易》相同外，还有自己特殊的医学涵义。此外，在"阴阳"的进一层分析上，《黄帝内经》与《周易》也有所不同，《周易》是"一分为二"，在"阴阳"基础上分出"四象"（即太阳、少阳、太阴、少阴），再分出"八卦"；而《黄帝内经》是"一分为三"，即在"阴阳"基础上分出"三阴三阳"。《黄帝内经》有系统的"三阴三阳"记载，三阴三阳的名称是："太阳、少阳、阳明、太阴、少阴、厥阴"，与"二阴二阳"相比，在"太阳""少阳"中增加了"阳明"，在"太阴"、"少阴"中增加了"厥阴"。三阴三阳划分的依据是阴阳之气的多少盛衰。《素问·至真要大论》指出："阴阳之三也何谓？岐伯曰：气有多少，异用也。"气的多少、盛衰的不同，对生命的作用也不同，所以就用三阴三阳来表示。可见三阴三阳是标记"气"的数量、层次的符号，而"气"又是宇宙生命的本质和精神实在，因而"三阴三阳"实际上与"一阴一阳""二阴二阳"一样，都是生命的符号。在《黄帝内经》等几部经典中，三阴三阳共有二十九种排序，按其内涵可分为九大类，即经脉生理特定性及其层次类、经脉长短浅深和血气盛衰类、病理反应类、脉诊部位类、日周期类、旬周期类、年周期类、六年至十二年周期类、其他类①。如果说以"二"为基数的"阴阳"范畴更适合表现天道的话，那么以"三"为基数的"阴阳"范畴则更适合表现人道，表示人的生命活动、生命规律。

就五行与八卦关系而言，离卦为火，坎卦为水，乾卦、兑卦为金，震卦、巽卦为木，坤卦、艮卦为土。

五行——木、火、土、金、水是中国先哲用以描述宇宙生命属性规律的另一组符号系统。"五行"分别是五种物质–能量–信息的符号，"五行"之间的各种关系（生、克、乘、侮、藏……）反映了宇宙生命各种物质、结构、能量之间的相互联系、运动和变化。

"五行"是《黄帝内经》重要的范畴和理论框架，而在通行本《周易》中却没有"五行"的记载，因此否定派认为《周易》与《黄帝内经》无关。

---

① 王玉川. 运气探秘. 北京：华夏出版社，1993：6–9

实际上这种观点是值得商榷的，因为虽然通行本《周易》未提及"五行"，然而帛书本《周易》却记载了"五行"，而帛书本是比通行本更早或同时的一种《周易》版本，因而不能简单地说《周易》是不讲五行的。（详见第一章第四节）

再回过头来看看通行本《易传》，虽然没有明言"五行"，但不能说没有受到五行的丝毫影响。如《系辞传》言"天数五，地数五，五位相得而各有合"，"三与五同功而异位，三多凶，五多功，贵贱之等也"，表明以"五"为贵的思想。再譬如《说卦传》在阐述八卦的取象时说："乾为金""巽为木""坎为水""离为火"，已经明言这四卦的五行属性，至于其他四卦也隐含了五行属性，如"坤为地""艮为山""地""山"皆属土；"兑为毁折，为刚卤"，隐含具有"金"的属性；"震为决躁，为蕃鲜"，隐含具有"木"的属性。另《说卦传》还将八卦作了八方的方位规定，从文献上考察，"五方"观念是"五行"的源头之一，五方早期即有了五行的规定性，由此推测，八卦依据其方位也可确立其五行属性，不过这一点通行本《易传》中并没有展开。

"五行"是《黄帝内经》理论的另一重要范畴。通行本《易传》虽未明言"五行"，但已隐含重"五"观念和以五行解《易》趋势；帛书本《易传》则开始以五行解《易》，其"五行"即"水火金土木"而不是"天地民神时"。但因为《周易》不仅没有"五行"的"发明权"或"专利"，而且还不是系统论述"五行"的专著，所以在五行学说方面它对《黄帝内经》的影响较小。

第三章　五行与五脏的配属

第一节　今古文经学五行－五脏配属说

五行与五脏的配属经过了一个从哲学到医学的转变过程。就哲学而言，经过了从古文经学到今文经学的演变；就医学而言，又经过了《黄帝内经》前医学到《黄帝内经》医学的演变。

就现有文献看，最早记载"五行"的是《尚书》，而《尚书》的研究者，在汉代又分为古文经学与今文经学两派，这两派在五行与五脏的配属问题上并不相同。先考察一下古文经学与今文经学。

所谓经学，是指训解和阐发儒家经书之学，盛行于汉代。儒家的经书最初只有六种，即《易》《诗》《书》《礼》《乐》《春秋》，称为六经（亦称"六艺"），传统有孔子删定六经之说。因《乐》不存，实际上只有"五经"，故汉武帝只立"五经博士"。由于秦火以后搜集六经的来源不同，故有今文经与古文经的区别。凭借记忆、背诵、口耳相传，并用汉人当时通行的隶书（今文）记录下来的经书，称为今文经；从地下或孔壁中挖掘出来的、用先秦六国文字（古文）记录的经书，称为古文经。这两种传本，原只有记录文字的不同，后来则形成了两个在学术观点（包括对经文的解释及对古代制度的看法）上互相对立的派别——今文经学与古文经学。今文经学兴盛于西汉时代，古文经学兴盛于东汉时代。两者的论争经过了四个回合①。

---

① 何耿镛. 经学简史. 厦门：厦门大学出版社，1993：99－102

关于古文经与今文经何者早出的问题，历来争议不绝。从史书记载看，司马迁《史记》并未提到汉武帝时鲁恭王从孔壁挖出古文经书的事，直到东汉班固《汉书》才记载鲁恭王"坏孔子旧宅……于其壁中得古文经传"。因此今文家指摘古文书简为"向壁虚造"。唐·孔颖达《尚书正义·序》、清初阎若璩《尚书古文疏证》、惠栋《古文尚书考》均认为古文《尚书》是晋人伪造。近代廖平、康有为、顾颉刚等认为《尚书》《礼记》《左传》《孝经》等古文经皆为王莽时期刘歆伪造。然而另一派则反对这一说法，如近代钱穆《刘向歆父子年谱》指出康有为的《新学伪经考》有二十八条"不通之处"，认为古文经传不是刘歆伪造。另据汉代记载，除从孔壁中挖掘出来的古文经书外，还有北平侯张苍所献的《左氏传》，河间献王挖掘出的《周官》《礼经》，鲁三老所献的《古孝经》，鲁淹中出土的《礼古经》，杜林在西州得到的漆书古文《尚书》等，这些晚出的古经书的真伪问题虽然尚没有统一的答案，但那种断然认定古文经书不是先秦作品的观点，也还缺乏必要的证据。

唐代孔颖达《礼记正义·月令疏》说："《异义》云：今文《尚书》欧阳说：肝，木也；心，火也；脾，土也；肺，金也；肾，水也。古《尚书》说：脾，木也；肺，火也；心，土也；肝，金也；肾，水也。许慎按：'《月令》春祭脾，夏祭肺，季夏祭心，秋祭肝，冬祭肾，与古《尚书》同'。郑驳之云：'月令祭四时之位，及其五脏之上下次之耳。冬位在后而肾在下，夏位在前而肺在上。春位小前，故祭先脾；秋位小却，故祭先肝。肾也、脾也俱在鬲（膈）下；肺也、心也、肝也俱在鬲上。祭者必三，故有先后焉，不得同五行之气。今医疾之法，以肝为木，心为火，脾为土，肺为金，肾为水，则有瘳也。若反其术，不死为剧'。如郑此言，五行所主则从今文《尚书》之说，不同许慎之义。"

文中的《异义》指东汉许慎的《五经异义》，"郑驳"指郑玄的《驳五经异义》，可惜两书皆佚。"欧阳"指今文《尚书》学家欧阳伯和。这段文字

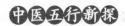

另见于清代段玉裁《说文解字注》，其卷四"肺"下注："《五经异义》云：今《尚书》欧阳说……郑注《月令》，自用其说，从今《尚书》说。扬雄《太玄》木藏脾，金藏肝，火藏肺，水藏肾，土藏心，从古《尚书》说。高注《吕览》……其注《淮南时则训》略同，皆兼从今古《尚书》说，而先今后古。许《异义》从古《尚书》说，《说文》虽兼用今古《尚书》说，而先古后今，与郑不同矣"。

段玉裁注引用今、古文《尚书》五行五脏说，除了引用许慎、欧阳伯和、郑玄等说法外（省略部分与《礼记正义》基本相同），还引用了扬雄《太玄》、高诱《吕氏春秋·十二纪》注、《淮南子·时则训》注，指出五行五脏配属有古今两派，如表3-1。

表3-1　今、古文经学五行-五脏配属

五行 出处 五脏	木	火	土	金	水
古文经学	脾	肺	心	肝	肾
今文经学	肝	心	脾	肺	肾

古文经以古文《尚书》为代表，今文经以今文《尚书》为代表。就经学家而言，欧阳伯和为今文经学派，许慎为古文经学派，郑玄虽属古文经学派，但往往兼采今、古文两派经说。在五行五脏配属问题上，欧阳伯和采用今文经说法，许慎和郑玄则兼采今古文两派说法，但在解释上有所不同。此外，扬雄采用古文经说法，高诱兼采今、古文两派说法。

若撇开汉代今、古文经学家的解释，仅就先秦文献而言，有关五行-五脏的配法，可以说除今文《尚书》外，基本上都是类同于古文《尚书》的配法，如《礼记·月令》《吕氏春秋·十二纪》《明堂月令》等。另汉代文献如刘安《淮南子·时则训》、扬雄《太玄·玄数》等也与古文《尚书》配法相同。今、古文经学关于五行与五脏的不同配法，从实质上看，乃是五脏与五时、五位配属的不同观念的反映。

五行－五脏－五时－五位的配属是"月令"学说的基本内容。《礼记·月令》记载："孟春之月，日在营室，昏参中，旦尾中。其日甲乙，其帝太皞，其神句芒。其虫鳞，其音角，律中太簇，其数八，其味酸，其臭膻，其祀户，祭先脾。东风解冻，蛰虫始振，鱼上冰，獭祭鱼，鸿雁来。天子居青阳左个，乘鸾路，驾仓龙，载青旗，衣青衣，服仓玉，食麦与羊，其器疏以达。"这里仅引用"孟春之月"前半段，《月令》接着依次列举仲春之月、季春之月、孟夏之月、仲夏之月、季夏之月、孟秋之月、仲秋之月、季秋之月、孟冬之月、仲冬之月、季冬之月，共十二个月的日在、中星、日干、天帝、天神、虫、音、律、数、味、臭、祭，等等。这种配属观念，与《吕氏春秋·十二纪》一脉相承，如《吕氏春秋·孟春纪》卷首载："一曰，孟春之月，日在营室，昏参中，旦尾中。其日甲乙，其帝太皞，其神句芒。其虫鳞，其音角，律中太簇，其数八，其味酸，其臭膻，其祀户，祭先脾……"①

至于《礼记·月令》与《吕氏春秋·十二纪》谁更早出，史家尚未有公论。此两篇记述每年夏历十二个月的时令及其相关方面事物，并把各类事物归纳在五行相生的系统中。有一点可以肯定，它们皆源于《尚书·尧典》和《夏小正》。《尚书·尧典》还是言四时四方、四时中星，《夏小正》也只言四时，只言日在、中星、物候，不言日干、色、味，亦皆不言五脏祭。《月令》《十二纪》却在季夏与孟秋之间，提到"中央土，其日戊己……祭先心"，明言五行、五脏、五方，暗含五时。《月令》《十二纪》五行、五时、五方、五脏配属如表3－2。

---

① 诸子集成（六）. 北京：中华书局，1954：1

表3-2 《月令》《十二记》五行、五时、五方、五脏配属

五行\配属	木	火	土	金	水
五时	春三月	夏三月	（中）	秋三月	冬三月
五方	东	南	中	西	北
五脏	脾	肺	心	肝	肾

第二节 《管子》五味－五脏配属说

《管子·水地篇》说："五味者何？曰五脏。酸主脾，咸主肺，辛主肾，苦主肝，甘主心。"[①] 这段论述将五味与五脏相配，实则反映了五行与五脏相配的观念，可以看成是不同于古文经、今文经的第三种五行－五脏配属法。因为五行与五味的配属在先秦是基本固定的，如《礼记·月令》《吕氏春秋·十二纪》都是记载酸配木、苦配金，咸配土。可见，《管子·水地篇》五行－五脏配法较特殊，如表3-3。

表3-3 五行－五脏配属

五行\配属	木	火	土	金	水
五味	酸	苦	甘	辛	咸
五脏	脾	肝	心	肾	肺

第三节 《黄帝内经》以前医家五行－五脏观念

汉代初年的马王堆医学帛书一般认为先于《黄帝内经》，还没有系统的

① 诸子集成（五）．北京：中华书局，1954：236

五行学说，但已经有了五行痕迹。如帛书《阴阳十一脉灸经》论阳明脉说："是动则病，洒洒然恶寒，喜伸数欠，颜黑病肿，病至则恶人与火，闻木音则惕然惊，心惕欲独闭户牖而处，病甚则欲登高而歌，弃衣而走，此为骭厥，是阳明主治。"其中"病至则恶人与火，闻木音则惕然惊"是应用五行土与木、火之间的关系解释疾病症状。这段文字另见于《灵枢·经脉》以及《黄帝内经太素·经脉之一》，只是个别文字略有出入，《素问·脉解》《素问·阳明脉解》及《太素·经脉病解》《太素·阳明脉解》对此做了解释。可见汉初医家已开始采用五行说，不过还没有五行与五脏的系统配属。

到了汉文帝时（前180年—前157年），名医淳于意已开始运用五行分析病证，并有了五行-五脏配属的苗头。《史记·扁鹊仓公列传》记载了仓公淳于意的二十五个医案，对其中论及的五行五脏说究竟是采用何种配法，研究者有不同意见，有人认为是古文经配法，有人认为是今文经配法，有人认为兼有今、古文两派。王玉川先生在《运气探秘》中对此做了深入分析，以其中四个病案为例，说明淳于意用的是今文经配法。如"齐中尉潘满如病少腹案"记载"切其脉深小弱，其卒然合合也，是脾气也；右脉口气至紧小，见瘕气也。以次相乘，故三十日死"。其脉深小弱而见合合之象，是脾气衰竭之征。右脉口气至紧小，为肺部见肝邪之气。少腹为肝经之部位，少腹痛为肝脏病候。其病涉及肝、脾、肺三脏。其病机是肝气太过，乘侮脾肺，以"肝木、脾土、肺金"之今文说而论，即为木气有余则制己所胜之土，而侮己所不胜之金。

另一则医案记载：有个名叫"竖"的患者，淳于意诊之，断曰："竖伤脾，不可劳，法当春呕血死。"春时木王，今、古文两说无异词。脾脏，今文家以为属土，古文家以为属木。本案依今文说其病机为：脾土损伤，则不能胜木，木王于春，故脾伤之病，法当死于春，其理可通。若依古文说，春时脾木正王，王则不畏邪而死于春，岂不矛盾？

第三则医案记载"齐丞相舍人奴伤脾气"："此伤脾气也，当至春鬲（隔）塞不通，不能食饮，法当夏泄血死……所以至春死病者，胃气黄，黄者土气也，土不胜木，故至春死。"淳于意在这里说的"此伤脾气也……土不胜木，故至春死"，与今本《素问·脏气法时论》"病在脾……甚于春"之论颇相一致。如果用古文五行配五脏之法，那"土不胜木，故至春死"之断语就无法解释了。

第四则医案是"齐中郎破石病肺伤案"，淳于意说："肺伤，不治，当后十日丁亥，溲血死。"肺，古文家以为火脏，今文家以为金脏。丁亥，为火王之日，今、古文两家无异词。而其言与《素问·脏气法时论》的"病在肺……加于丙丁"，《灵枢·经脉》的"手太阴气绝……丙笃丁死，火胜金也"，以及《灵枢·五味》的"肺病者，宜食黄黍"等论述均相吻合，足见今本《黄帝内经》犹承先秦医家之术。如果依古文五行配五脏之法，则肺为火脏，火脏伤而死于火王之日，就不可通了。况且，黍在古文说是属水的，非火脏伤者所宜。如《礼记·月令》所说"孟冬之月……祭先肾……食黍与彘"，亦与淳于意"黍主肺"之说不相符。

由以上分析，王玉川先生认为淳于意采用的是今文五行配五脏说[①]，分析非常精当。不过从文字记载看，淳于意的医案毕竟还没有直接论述五行－五脏的配属，以至于后人才有古、今文配法的不同理解，如所引第一则医案，亦可以"肝金、脾木、肺火"的古文经配法解释，即金（肝）气有余而制己所胜之木（脾），而侮己所不胜之火（肺），似亦有道理。

总之，《黄帝内经》以前医家还没有系统的五行－五脏配属学说。

---

① 王玉川. 运气探秘. 北京：华夏出版社，1993：94－97

第四节 《黄帝内经》五行－五脏学说

《黄帝内经》系统地记载了医学五行－五脏学说，其配属为五行木、火、土、金、水分别与五脏肝、心、脾、胰、肾对应。

该配法与今文经学配法相同，两者究竟孰先孰后？谁影响谁？对此，清代初期就有学者考证，认为今文五行说是从《黄帝内经》拿来的，如惠栋在《古文尚书考》中认为欧阳和伯之说本诸《黄帝内经》，此说不无道理。古文经学五行－五脏配法（"五脏祭"）与《黄帝内经》这种配法有没有关系呢？早在东汉时就有人提出古文经五行学说与医学无关，今人王玉川先生更是力证"五脏祭"及帝王改制（改正朔、易服色等）、五德终始、三统循环与医学五行学说均不相关。的确，古文经学的五脏祭及帝王改制等属于儒家政治伦理范畴，而《黄帝内经》属于医家生命认识范畴，两者固然本不相关。但就五行而言，它已由一个表"五材"的实体概念演变为一个带有哲学意义的抽象范畴，它既用于社会政治伦理，也用于医学、生命学。从中医学形成、发展过程看，社会政治伦理等因素对医学的形成影响十分明显。《黄帝内经》及中医理论体系带有浓厚的人文色彩，因此，经学五脏祭与医学五行五脏学说的关系是难以断然割裂的。

回过头再来考察一下《黄帝内经》五行－五脏学说。如前所述，五行－五脏学说实际上是五时－五脏观念的体现。据王玉川《运气探秘》统计，除明显属于后人增补的运气学说七篇大论和两个遗篇之外，在《黄帝内经》里系统地讲到四时十二个月（或方位）与内脏相关的，约有20篇左右，在《素问》与《灵枢》中的分布比例为3∶1，而说法多有不同，大抵可分为四时四脏论、四时五脏论、五时五脏论、六时六脏论、八风八脏论，凡五类。

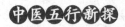

这五类中，四脏、六脏、八脏是学派争鸣中的一种过渡形式，在《黄帝内经》中不具代表意义，其中四时四脏只见于《素问·四气调神大论》和《素问·水热穴论》，以木、火、金、水四时分别配肝、心、肺、肾；六时六脏只见于《素问·诊要经终论》，将一年 12 个月依 2 个月一阶段分为 6 个阶段，依次与肝、脾、头、肺、心、肾相配；八风八脏只见于《灵枢·九宫八风》，将立春开始的东北季风、春分东风、立夏东南季风、夏至南风、立秋西南季风、秋分西风、立冬西北季风、冬至北风，分别与大肠、肝、胃、心、脾、肺、小肠、肾相应。《黄帝内经》最具典型意义的是五脏说，分为四时五脏与五时五脏两种。四时五脏是阴阳学派与五行学派开始融合的早期学说，五时五脏则是阴阳学派五行化的定型理论，见表 3 - 4。

表 3 - 4 四时五脏与五时五脏比较

五脏	肝	心	脾	肺	肾
四时五行	春	夏	1. 不主时 2. 主四时季月末各十八日	秋	冬
	少阳木	太阳火	至阴土	少阴金	太阴水
五时五行	春	夏	长夏（农历六月）	秋	冬
	木	火	土	金	水

所谓四时五脏，是将一年分为春、夏、秋、冬四时，春（木）、夏（火）、秋（金）、冬（水）与肝、心、肺、肾相配，所配结果是五脏中还有脾脏无时可配，为了解决这个问题，《黄帝内经》提出两个方案：一是脾不主四时中任何一时，如《素问·玉机真脏论》："脾脉者，土也，孤脏以灌四傍者也""善者不可得见，恶者可见。"《素问·刺禁论》："肝生于左，肺藏于右，心部于表，肾治于里，脾为使。"认为脾脏在四时、四方中没有独立地位。二是脾主四时季月之末各十八日，《素问·刺要论》："脾动则七十二日四季之月。"《素问·太阴阳明论》："脾者土也，治中央，常以四时长四脏各

十八日寄治，不得独立于时也。"仍将一年划为四时，只是从四时的四个季月（即农历三、六、九、十二月）里各割出十八日，合计七十二日，划归脾脏所主，又如《素问·六节藏象论》："脾、胃、大肠、小肠、三焦、膀胱者……此至阴之类，通于土气。"

所谓五时五脏，是将一年分为五个时段，然后与五脏相配，这是五行学派的主张。五时在《黄帝内经》中有两种区分方法，一是在四时基础上分出一个"长夏"，即将夏三月的最后一个月（农历六月）划出来称为"长夏"，然后与脾相配，即脾主长夏。《黄帝内经》中有大量篇幅主张此说，如《素问》的《金匮真言论》《阴阳应象大论》《平人气象论》《脏气法时论》《风论》《宣明五气》，以及《灵枢》的《本神》《顺气一日分为四时》《五音五味》等。二是将一年平均分成五个阶段，每个阶段为七十二日，依次与肝、心、脾、肺、肾相配，其中脾主第三个七十二日。这种方法不够精密，因为五个七十二日，合起来是三百六十日，还不足一年之数。所以《黄帝内经》中仅《素问·阴阳类论》主此说。

《黄帝内经》五脏配属五行的称谓有两种，一种直接称木、火、土、金、水，一种则以四象阴阳称之，且名称不统一，见表3-5。

表3-5　《黄帝内经》五脏配五行的称谓

称谓 ＼ 五脏　篇名	肝	心	脾	肺	肾
《素问·金匮真言论》	阴中之阳	阳中之阳	阴中之至阴	阳中之阴	阴中之阴
《素问·六节藏象论》	阳中之少阳	阳中之太阳	至阴	阳中之太阴	阴中之少阴
《灵枢·阴阳系日月》	阴中之少阳	阳中之太阳	阴中之至阴	阴中之少阴	阴中之太阴

上述三篇中，《金匮真言论》采用"阴中之阳""阳中之阴"等称谓，整齐、合理，虽未言"太阳""少阳""太阴""少阴"，实已蕴含其中；《六节藏象论》《阴阳系日月》都采用"阳中之太阳"等称谓，根据易学阴阳四象

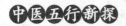

原理，两篇均有误，《阴阳系日月》中肺"阴中之少阴"当作"阳中之少阴"；《六节藏象论》中肺"阳中之太阴"当为"阳中之少阴"，肾"阴中之少阴"当为"阴中之太阴"，肝"阳中之少阳"当为"阴中之少阳"，这一点全元起本及《针灸甲乙经》《太素》均作了改正。从阴阳四象到五行的关键是加了"至阴"，由此反映了阴阳向五行的过渡。

第四章　五行－五脏模型的建构

第一节　五行－五脏模型的实质

一、五行－五脏模型是"象"思维在医学上的具体落实

《周易》有一句名言："易者，象也；象也者，像也。"这句话意为：《易》从根本上说就是一个"象"字，"象"就是"像"。"象"有四个含义：一指卦象，就是《周易》创造的卦象符号系统；二指物象，就是万事万物的形象；三指意象，就是经过人为抽象、体悟而提炼出来的意义符号；四指取象，就是以卦象符号比拟万事万物，或从万事万物中推导出卦象符号。这四个含义中前三个都是名词，写作"象"；后一个意义是动词，写作"像"。整部《易经》从某种意义上说就是从卦象到物象、从物象到意象的双向推导、双向比拟过程，《易经》思维实际上就是"象数思维方式"。又因"象数"的"数"实质上也是一种特殊的"象"，故"象数思维方式"实质上就是"象"思维方式。"象"思维方式的特点是：以取象（包括运数）为思维方法，以阴阳"卦象"为思维出发点和思维模型，以具有转换性能的"象数""义理"两种信息系统为思维的形式和内涵，以外延界限模糊的"象"（或称"类"）概念对指谓对象及其发展趋势作动态的、整体的把握和综合的、多值的判断。

（一）"象"思维方法

所谓"象"思维方法即取象（包括运数）的方法，是《周易》的基本方

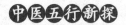

法。从本质上说，"象"思维方法是一种模型思维方法。中医采用据"象"归类、取"象"比类的整体、动态思维方法。所谓"象"，指直观可察的形象，即客观事物的外在表现。以《周易》为代表的取象思维方法，就是在思维过程中以"象"为工具，以认识、领悟、模拟客体为目的的方法。取"象"是为了归类或类比，它的理论基础是视世界万物为有机的整体。取象比类即将动态属性、功能关系、行为方式相同相近或相互感应的"象"归为同类，按照这个原则可以类推世界万事万物。

中医即采用这种方法，有学者称之为"唯象"的方法。中医在分析人的生理功能结构时，将人体脏腑、器官、生理部位和情志活动与外界的颜色、声音、季节、气候、方位、味道等按功能属性分门别类地归属在一起。《素问·五脏生成》："五脏之象，可以类推。"如心脏，其基本功能是主神明，主血脉，宇宙万物中的赤色、徵音、火、夏、热、南方、苦味、七数、羊、黍、荧惑星等均可归属于心，五脏均以此类推。这种取象的范围可不断扩展，只要功能关系、动态属性相同，就可无限地类推、类比。如果客体实体与之发生矛盾，那么也只能让位于功能属性。中医有一个"左肝右肺"的命题，历来争议很大。肝在实际人体中的位置应该在右边，为什么说"左肝"呢？其实这是从功能、动态属性上说的，肝有上升、条达的功能，故与春天、东方等归为一类，东方即左边。同时这个方位又是"象"模型的方位。

中医在对疾病的认识上也是据象类比的。中医重"证"不重"病"，将各种病症表现归结为"证"。如震颤、手足抽搐、眩晕欲扑等病症，都具有动摇的特征，与善动的风相同，故可归为"风证"。中医"同病异治、异病同治"的原则就是根据动态功能之"象"类比为"证"而制订的。因此，有些病的病因症状相同，却分属不同的"证"；有些病的病因症状不同，却归为同一"证"。关键在于是否有相同的病机，而不是取决于症状或病因。例如慢性腹腔炎、脱肛、子宫下垂这三种不同的疾病，其症状（象）不尽相同，发病的原因也不同，但它们的病机（动态功能）都有可能属于"中气下陷"，故可归为同一"证"，都可采用补中益气汤治疗。

所谓运数思维，就是以"数"为思维工具来把握客观世界。值得一提的是，运数之"数"实质上就是"象"，它并不偏向于定量，而是偏向于定性。《素问·金匮真言论》将五脏中肝、心、脾、肺、肾与八、七、五、九、六相配，这是依五行生成数图（即后世所谓的"河图"）中的成数配五脏，木的成数为八，火的成数为七，土的成数为十，金的成数为九，水的成数为六。中医理论中"五"脏、"六"腑、"十二"经脉、奇经"八"脉、"十二"经别、"三"阴"三"阳、"五"运"六"气、"五"轮"八"廓、"六"淫"七"情、"三"部"九"候、"八"纲辨证、"八"法、"四"气"五"味、"五"腧穴、"八"会穴、灵龟"八"法、飞腾"八"法等等，均是运数思维的体现，其数字虽带有量的规定，但主要是为了表性，"数"与其说成"数"，不如说成"象"，同时也是为了满足象数思维模式的需要。在后世的发展中，中医理论大量吸收了天文、历法、卦爻的知识和框架，扩大取象范围。《灵枢·阴阳系日月》将十二经脉与十二月相配，《素问·阴阳别论》："人有四经十二从（顺），四经应四时，十二从（顺）应十二月，十二月应十二脉。"杨上善进一步解释："四经，谓四时经脉也。十二顺，谓六阴爻、六阳爻相顺也。肝、心、肺、肾四脉应四时之气，十二爻应十二月。"《黄帝内经太素·阴阳杂说》在诊断辨证学说中，无论是脉诊、舌诊、眼诊、尺肤诊，都有遵循全息的八卦结构规律，依此规律可取象比类。《伤寒论·伤寒例》提出外感病决病法，直接以四时、八节、二十四气、七十二候观测外感病，以乾坤阴阳爻的消长取象比类说明一年四时阴阳变化规律及外感病发病规律。运气学说、子午流注则是将天文历法之"象"与人体生理、病理综合研究的代表，是"天人合一"思想的具体体现。

（二）"象"思维特征

"象"思维方式的特征主要表现在以下方面。

1. 重整体、类比，轻个体、分析 中医不但将人体各部分之间看成一个整体，而且将人与自然看成一个整体，这就是所谓的"人身小宇宙，宇宙大人身"。在此基础上采用类比、类推的方法，将人体各部分与外界各事物融为一体。对人体各部分不作个体、深入的分析，对人与外界事物为什么"合一"、怎样"合一"不进行具体分析，只重视在模型范式上的归类"合一"。中医对疾病的认识也体现这一特点。如"龋齿"，甲骨文中已有文字记载，说明"虫"是病原、病因，后来从整体上考察，认为胃热、虚火是其病因。

2. 重动态、功能，轻实体、结构 中医类比之"象"是动态、功能之"象"。中医很多概念不一定非有实体结构。《灵枢·阴阳系日月》说："阴阳者，有名而无形。""阴阳"已从"日月"的实体意义抽象为动态范畴，是泛指，指事物的共性，而不是指具体事物的形体。中医"脏腑"概念绝非指解剖意义上的实体结构，而是指功能相同、时空节律形态具有同步性、全息性的一组动态结构。"左肝右肺"绝非指肝在左边、肺在右边，而是指"左"与"肝"具有上升的阳性功能，"右"与"肺"具有下降的阴性功能。"左"与"右"的动态功能由太极象数模型的规定性所决定。

3. 重直觉、体悟，轻实证、量化 直觉体悟是中国传统的认知方法，中医对人体生理、病理的认识体现了这一特点。藏象、经络学说主要是通过直觉体悟感知的。脏腑的生理结构与人体实际解剖部位并不相同，说明其不是由实证方法得出的。经络则是循经感传的认知固化的产物。中医的诊断、辨证更体现了这一特点。望闻问切是一套由表知里的诊断方法，通过对脏器经络功能性变化的感知，把握疾病的病因、病变机理，与西医运用仪器、直接从病变部位摄取体质方面的信息来把握病变机理的实证、量化方法有所不同。中医诊断辨证的高明与低劣、正确与错误，主要取决于认知主体——医生认知、感悟能力的高低，中医尚缺乏一套具有量化规定性的诊断标准。

4. 重程式、循环，轻创造、求异 中医理论体系从本质上说是一种程式化的体系。从生理学说看，早期是从解剖实体形态出发认识脏腑的，如古文《尚书》《吕氏春秋·十二纪》《礼记·月令》均认为脾属木、肺属火、心属土、肝属金、肾属水（参见孔颖达《礼记正义疏》），而今文《尚书》和《黄帝内经》则从功能出发，确定了肝木、脾土、心火、肺金、肾水的模式，并一直沿用下来，成为中医生理的最基本框架。经络的定型同样也是程式化的产物。中医诊断、辨证也可以说是程式化的，如面部诊、寸口脉诊、尺肤诊、舌诊等，其与内脏相对应的部位排布均是依准后天八卦结构规律，笔者提出一维和二维的八卦全息结构模式。再如八纲辨证、六经辨证，主要是遵循阴阳模式。注重程式、模型，注重循环往复，必将导致创造性、求异性的缺乏，几千年来中医的理论基本没有突破。

（三）"象"思维模型

"象"思维方法是和"象"思维模型分不开的。"象"实际上就是一种思维"模型"。所谓"模型"，是人们按照某种特定的目的而对认识对象所作的一种简化的描述，用物质或思维的形式对原型进行模拟所形成的特定样态，模型可以分为物质模型与思维模型两大类。《周易》"象"模型是一种思维模型，而不是物质模型。"象"模型导源于《周易》经传及其他先秦经典，由汉代"易学"总其成。"象"模型是中医思维所采用的理论模型。作为一种思维范式，"象"模型具有程式化、固定化、符号化的特点。"象"模型主要有卦爻模型、阴阳模型、易数模型、五行模型、干支模型等。

1. 卦爻模型 《周易》用卦爻作为思维模型，卦爻最基本的符号是阳爻—和阴爻--，阴阳爻的三次组合构成八卦（$2^3=8$），阴阳爻的六次组合构成六十四卦（$2^6=64$），六十四卦也可看成是八卦的两两相重构成（$8^2=64$）。六十四卦是《周易》的基础模型，这个模型不仅包含六十四卦的卦象符号，而且包括它的排列次序。卦爻辞及《易传》则可看成是对这个模型的文字解说或内涵阐发。阴阳卦爻既有生成论意义，也有结构论意义，是象数思维的基点。乾坤以外的六十二卦可看成是乾坤二卦的交合与展开。六十四卦是宇宙生命变化规律的完整的符号系统,也是理想的"象"(符号)模型。

中医有关生命的藏象模型有多种,其中就有一种是八卦藏象。如《灵枢·九宫八风》直接将九宫八卦与脏腑配合,以九宫八卦占盘作为观察天象、地象及人体、医学的工具,将八卦、八方虚风与病变部位有机对应,以文王八卦作为代表符号,表示方位(空间),显示季节物候(时间)变化特征。后世基本依据这种配属关系。不过《黄帝内经》中这种藏象模型并不占主要地位,除此篇以外,《黄帝内经》几乎没有直接运用卦爻模型的记载。

2. 阴阳模型　　"阴阳"模型从实质上看正是卦爻模型的文字形式。虽然"阴阳"的概念在《周易》经文中并没有出现,而是首见于《国语·周语上》,时为西周末年,然而阴阳的观念则至迟在殷、周时期已相当成熟,当时成书的《易经》(《周易》经文)的卦爻符号、卦名等已说明这一点。《易传》则毫无疑问是先秦"阴阳"哲学的集大成者。

《黄帝内经》主要采用阴阳思维模型,而不是采用卦爻模型。在《黄帝内经》中,无论是作为生理学、病理学基础的藏象学说、经络学说,还是作为诊断学、治疗学基础的四诊、八纲、证候、标本、正邪等学说,均是阴阳思维模型的运用。中医说到底就是"法于阴阳,和于术数"(《素问·上古天真论》)。中医以"阴阳"模型阐释天人关系与人体生命结构功能,认为人体和宇宙万物一样充满"阴阳"的对立统一关系,"阴阳者,天地之道也,万物之纲纪,变化之父母,生杀之本始,神明之府也"(《素问·阴阳应象大论》)。中医认为人体组织结构符合"阴阳"模型:上部、头面、体表、背部、四肢外侧为阳,下部、腰腹、体内、腹部、四肢内侧为阴;六腑为阳,五脏为阴;手足三阳为阳,手足三阴为阴;气为阳,血、津为阴;五脏按部位、功能又可分阴分阳,每一脏腑又分阴分阳,可层层划分。中医运用"阴阳"以阐释人体生理功能、病理变化、疾病的诊断辨证、治疗原则及药物的性能等等。阴阳的对立制约、互根互用、消长平衡及相互转化用以阐释人体生命现象的基本矛盾和生命活动的客观规律，以及人体与自然相应的整体联系。阴阳模型是中医最基本的模型，在此基础上，进一步发展为三阴三阳。三阴三阳用以阐释经络，手足分别配以太阴、阳明、少阴、太阳、厥阴、少阳，共十二经脉，三阴三阳有开阖枢的序次和功能。三阴三阳还指伤寒热病外邪侵入经络以后的传变次第、地球公转形成的气候周期（主气）、日月星等天体运动变化形成的气候周期（客气）。《黄帝内经》中还有二阴二阳说，《灵枢·阴阳系日月》将心、肺、肝、肾分别称为"阳中之太阳""阴中之少阴""阴中之少阳""阴中之太阴"，加上脾为"阴中之至阴"，该模型又与五行模型相通。

3. 易数模型　《周易》及后世易学还构建了"易数"模型，如爻数、天地数、大衍数、河图数、洛书数、五行生成数等。这些数并非表示数量的，而是表示功能属性的，实际就是一种特殊的"象"，属于"象"模型范畴。

《黄帝内经》已开始用易数模型解释人体生理、病理现象，依据易"数"模型建构了中医生理、病理、诊疗理论体系。如以"八""七"为周期论述男女生长的节律，以五行生成数与九宫数论证五脏学说，以天地之至数论述三部九候、九窍、九脏、九针，以六位数论述三阴三阳……如《素问·金匮真言论》中"八、七、五、九、六"配属五脏，乃是河图中五行之成数。"左肝右肺"除上文所述是取动态、功能之"象"，同时还是遵循后天八卦模式中的方位规律，并不是指形体上的解剖位置。十二经络的形成也与卦爻模型有关。马王堆帛书记载的经脉还只有十一条（见《阴阳十一脉灸经》《足臂十一脉灸经》），并且还没有完整的"手足""阴阳"的名称。从马王堆帛书到《黄帝内经》，从十一脉发展到十二脉，《周易》六爻模型起了一定作用。运气学说更是遵循河洛卦爻模型，《素问·五常政大论》除"五运三气之纪所应"之数为河图生成数外，还将五脏病变与洛书九宫数相联系。

4. 干支模型　天干、地支也同样不是最早出现于《周易》，而是甲骨文，但汉以后易学家将干支纳入易学，从而成为象数易学的重要内容。

中医学特别重视时间，从某种意义上说，中医学就是时间医学，因此作为表示时间、历法的天干、地支在中医学中得到了广泛的运用，从藏象、经络、脉象、证象等生理病理学说，到运气、针灸、处方、用药等诊断治疗学说，都有对干支的运用。

5. 五行模型　五行模型虽然在通行本《周易》中没有出现，而是最早出现于《尚书》中的《甘誓》篇与《洪范》篇，但帛书本《易传》已言"五行"（详见第一章第四节中帛书《易传》五行说），更重要的是汉以后讲"五行"的主要是易学家，"五行"成为汉以后易学的基本内容。

五行模型与卦爻模型、阴阳模型、易数模型、干支模型都是"象"思维的子模型，从属于"象"模型的大范畴。各级"象"模型其实是同源、同质而且同构的关系，只是有的偏于表示数理（如易数河洛模型），有的偏于表示关系（如五行模型），有的偏于表示方位和时间（如八卦模型），有的偏于表示分类（如阴阳模型），综合起来可称为"象"统一模型。

《黄帝内经》将五行模型在医学上具体落实为五行－五脏模型，作为人体与事物归类及相互联系的模型，体现人体功能分类及生克乘侮、亢害承制的变化规律，并用以解释人体生理、病理现象，用以说明诊断、辨证和治疗原则，从而构成阐释生命现象和规律的理想模型，与阴阳模型互为补充、互为印证。在五行－五脏模型中，五行与五脏的配属为中心，五行是个纽带，将器官（五官）、形体（五体）、情志（五志）、声音（五声）及方位（五方）、季节（五时）、颜色（五色）、味道（五味）、生化（五化）等纳入其中，以此说明人与自然的统一性、人本身的整体性。五行生克乘侮是事物联系、人体功能活动联系的法则。五行相生、相克说明脏腑间资生与制约的联系，五脏中每一脏都具有生我、我生、克我、我克的生理联系，从而把五脏构成一个有机的整体；病理上，相生代表母病及子、子病犯母的传变过程，相克代表相乘（相克太过为病）与相侮（反克为害）的传变过程。

总之，"象"模型是中华传统思维方式的基本模型，是中国特色的科学哲学，已渗透到人们日常生活的方方面面，决定了民族文化的面貌和走向，也深深影响着中医学的理论建构。五行－五脏模型正是"象"思维[①]在医学上的具体落实，历代医家均直接或间接地运用并发展了这个模型。[①]

二、五行－五脏模型是内外同构、时空合一的藏象模型

（一）内外同构

中医依据五行模型建构了肝、心、脾、肺、肾五脏系统（表4－1）。如《素问·金匮真言论》作了如下论述。

表4－1 五行－五脏模型归类

五脏	基本功能	表里关系	开窍	所主	其华所在	五情	五色	五声	五季	五气	五味	五化	五位	比类社会职能
肝	藏血 主疏泄	胆	目	筋	爪	怒	青	呼	春	风	酸	生	东	将军之官
心	主神明 主血脉	小肠	舌	脉	面	喜	赤	笑	夏	暑	苦	长	南	君主之官
脾	主运化统血	胃	口	肌肉	唇	思	黄	歌	长夏	湿	甘	化	中	仓廪之官
肺	主气主治节	大肠	鼻	皮	毛	悲	白	哭	秋	燥	辛	收	西	相傅之官
肾	藏精 主命门之火	膀胱	耳	骨	发	恐	黑	呻	冬	寒	咸	藏	北	作强之官

东方青色，入通于肝，开窍于目，藏精于肝，其病发惊骇；其味酸，其

① 张其成．"象"模型：易医会通的交点－兼论中医学的本质及其未来发展．周易研究，2002（2）：71－77

类草木，其畜鸡，其谷麦，其应四时，上为岁星，是以春气在头也，其音角，其数八，是以知病之在筋也，其臭臊。

南方赤色，入通于心，开窍于耳，藏精于心，故病在五脏；其味苦，其类火，其畜羊，其谷黍，其应四时，上为荧惑星，是以知病之在脉也，其音徵，其数七，其臭焦。

中央黄色，入通于脾，开窍于口，藏精于脾，故病在舌本；其味甘，其类土，其畜牛，其谷稷，其应四时，上为镇星，是以知病之在肉也，其音宫，其数五，其臭香。

西方白色，入通于肺，开窍于鼻，藏精于肺，故病在背；其味辛，其类金，其畜马，其谷稻，其应四时，上为太白星，是以知病之在皮毛也，其音商，其数九，其臭腥。

北方黑色，入通于肾，开窍于二阴，藏精于肾，故病在溪；其味咸，其类水，其畜彘，其谷豆，其应四时，上为辰星，是以知病之在骨也，其音羽，其数六，其臭腐。

这种以五行整体划分的方式与《易传》八卦划分世界的方式是完全一致的，其类分的原则都是依据功能特性、动态联系，将功能相同、行为方式相同、动态或静态属性相同、能相互感应的事物归为一类，体现了"天人相应""天人合一"的整体观念和全息思想。

八卦概念是阴阳的高层次（第三层次）划分，与阴阳同属一种自然哲学理论，五行概念是有别于阴阳概念的另一种自然哲学理论，是对阴阳学说的发展。以《黄帝内经》为代表的中医理论没有按八卦理论将脏腑分为八类，而是采取五行学说模式，将人体分为五大系统，并与自然界的相关事物联系起来，对整个人体和有关自然事物进行五行归类，建立起以五脏为核心的内外同构的人体整体功能动态模型，即五行－五脏模型。

（二）时空合一

在东方人看来，人体是一个缩小了的宇宙，宇宙是一个放大了的人体，这一点充分体现在五行－五脏模型上。五行－五脏模型是一个包容宇（空间）宙（时间）的巨系统，是一个时空合一的藏象模型。

1. 五行－五脏模型的藏象方位是八卦河洛中的方位　《黄帝内经》确定了左肝右肺、心上肾下、脾居中央的五脏方位。

《素问·刺禁论》说："肝生于左，肺藏于右，心部于表，肾治于里，脾为之使，胃为之市。"因左肝右肺、心居最上位、脾居中央位，均与人体解剖的实际位置不同，所以有人借此否定中医理论。中医解释"左肝右肺"的传统观点是，左为阳，主升；右为阴，主降。肝主升，肺主降，"左肝右肺"是对脏腑生理功能的描述。

我们认为，中医的这种传统解释是不全面的。固然，左肝右肺取决于阴阳、五行的功能规定，注重的是功能的动态之象，但从深层次看，这种规定却是后天八卦河洛象数模式作用的产物。

在后天八卦[①]模式中，左为震卦，震属木，在东方，主阳气上升；右为兑卦，兑属金，在西方，主阳气下降。上为离卦，离属火，在南方，为阳气上升最高点；下为坎卦，坎属水，在北方，为阳气下降最低点。在河图、洛书模式中[②]，阳数从下向上左旋为：1－3－7－9或1－3－9－7；阴数从下而上左旋为：6－8－2－4或6－8－4－2。阳数是上升趋势，阴数呈下降趋势。在模式图的正左方与正右方，河图分别为三八木与四九金，洛书分别为三宫震木与七宫兑金。

左肝木主阳气升、阴气降，反映河洛模式正左方阳数3向7或9上升，阴数8向2或4下降；右肺金主阳气降、阴气升，反映河洛模式正右方阳数9

---

① "后天八卦"一词虽出现在北宋时期，但在战国时代成书的《周易·说卦传》中已经有了这种方位排列次序。

② 虽然将十数图、九数图称为"河图洛书"是在北宋之时，但"河图洛书"的名称至迟在春秋战国时已经出现，十数、九数的排列图式至迟在战国中晚期已经出现。

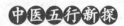

或7向1下降，阴数4或2向6上升。从结构上看，左肝右肺、心上肾下的部位不是指五脏解剖的实际部位，而是指河洛八卦的部位，左肝之"左"为河洛八卦之"左"（东），右肺之"右"为河洛八卦之"右"（西），心上（而非"肺上"）为河洛八卦之"上"（南），肾下为河洛八卦之"下"（北）。

关于脾居中央，《素问·太阴阳明论》："脾者土也，治中央，常以四时长四脏，各十八日寄治，不得独立于时也。脾脏者常著胃土之精也，土者生万物而法于天地。"以脾居中土，亦本于河洛八卦模式。河图中央"五"是四方生数（一、二、三、四）变为四方成数（六、七、八、九）的中介，生数加"五"即为成数。洛书配属八卦独中五无卦可配，即为"中五之极"。中五不占四方而统领四方，脾脏不独立于四时而统治于四时，与河洛"中五不占四方而统领四方"相符合。

可见《黄帝内经》所确立的中医五脏位置固然是从功能入手确立的，但这种功能又与特定的空间规定紧密相联，应该看到五脏方位即是八卦河洛中的方位。见表4-2。

表4-2 五脏与五方相对应

五脏	肝	心	脾	肺	肾
五方	东	南	中	西	北

在《灵枢·九宫八风》中，自然界被分为九个方位（中间方位不用，实为八方）即后天八卦、河图洛书八方九宫模型，然后将八脏与它相配。见表4-3。

表4-3 八脏八方八卦对应

八脏	大肠	肝	胃	心	脾	肺	小肠	肾
八方	东北	东	东南	南	西南	西	西北	北
八卦	艮	震	巽	离	坤	兑	乾	坎

　　无论是五脏配五方还是八脏配八方，都是"象"思维模型规范下的产物，这种方位规定体现了中国人"象"思维的特征，在中医临床实践中又往往与藏象生理功能相符合，于是就这么沿袭下来，因而千万不要以为五脏或八脏方位与人体解剖的实际方位不符合就轻易加以否定。

　　2. 五行－五脏模型的藏象主时　时间与空间的统一是东方宇（空）宙（时）学、生命学的基本观念。五行－五脏模型即是一个时空合一的藏象模型。在中国古人看来，时间比空间更为重要。五脏被近代大医恽铁樵看成是"四时的五脏"，是很有见地的。

　　《黄帝内经》早就提出"四时五脏阴阳"（见《素问·经脉别论》），五脏功能系统与自然界四时的阴阳消长变化的相通、相应是《黄帝内经》的最基本观点，《素问》和《灵枢》中有大量篇章论述了这一观点。

　　四时自然规律与人体藏象生命规律相应、相通的基本法则为：按照"阴阳五行"的基本框架（符号模型）构成天人、内外的统一体。人的内部（局部和整体），以及人与外部（整个大自然）都是按照这一基本法则统一、整合起来的。

　　自然界以四时（五时）阴阳为核心，四时阴阳涵盖了五方、五气、五味等自然因素，以及它们之间的类属、调控关系；人体以五脏阴阳为核心，五脏阴阳涵盖了五体、五官、五脉、五志、五病等形体、生理、病理各因素，以及它们之间的类属、调控关系。自然界的四时阴阳与人体的五脏阴阳相互收受、通应，共同遵循阴阳五行的对待协调、生克制化的法则。

　　据统计，《黄帝内经》一百六十二篇，系统讲四时十二个月与内脏相关的有二十篇左右。王玉川先生的《运气探秘》将之归纳为五类。

　　（1）**四时四脏论**：将春、夏、秋、冬四时与肝、心、肺、肾相对应。春、夏、秋、冬四时又与少阳、太阳、少阴、太阴或木、火、金、水相配，实际上少阳、太阳、少阴、太阴与木、火、金、水只不过是春、夏、秋、冬的符

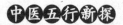

号代称而已（《素问·四气调神大论》《素问·水热穴论》）。

（2）四时五脏论：四时与五脏相配相差一个数，关于五脏中的脾脏如何与四时相配，《黄帝内经》提出了三个方案：一是脾不主时，即脾脏在四时中没有独立位置（《素问·玉机真脏论》《素问·刺禁论》）；二是脾王四季之末，即脾脏主四时各自最后一个月（四季月）中的十八日，合计七十二日（18×4＝72）（《素问·刺要论》《素问·太阴阳明论》）；三是脾为至阴，既不说脾不主时，又不说脾主何时，只说"脾为至阴"（《素问·六节藏象论》《素问·咳论》《素问·痹论》）。

（3）五时五脏论：将一年四时重新划为五个阶段，恰好与五脏相配。五时就是在四时的基础上划出一个"长夏"。肝、心，肺、肾仍配春、夏、秋、冬，脾则配"长夏"。"长夏"在《黄帝内经》中有两种说法，一是指夏三月的最后一个月即农历的六月；一是将一年三百六十日平均分为五时（季），每时（季）为七十二日，其中第三个七十二日即为"长夏"。《黄帝内经》大部分篇章都是主张前说（如《素问》中的《金匮真言论》《阴阳应象大论》《平人气象论》《脏气法时论》《风论》，《灵枢》中的《本神》《顺气一日分为四时》等），只有《素问·阴阳类论》主张后说。

（4）六时六脏论：将一年十二个月平均划分为六个阶段（即正月、二月为第一阶段，三月、四月为第二阶段，依次类推），然后依次与肝、脾、头、肺、心、肾相配（《素问·诊要经终论》）。

（5）八风八脏论：将一年二十四节气中的"四立""二至""二分"等八个节气的主导风向（八节风）与脏腑相配，即从立春开始东北季风盛行，与大肠相应；春分开始东风盛行，与肝相应；立夏开始东南季风盛行，与胃相应；夏至开始南风盛行，与心相应；立秋开始西南季风盛行，与脾相应；秋分开始西风盛行，与肺相应；立冬开始西北季风盛行，与小肠相应；冬至开始北风盛行，与肾相应。若使风向与节气相反，则为虚邪贼风，人感受邪风，相应的脏器就会得病（《灵枢·九宫八风》）。

《黄帝内经》五脏与时间的相配经历了一个漫长的过程，在临床中不断修正，虽然有不同的配应方法，但占主导地位的却是五脏配五时的方法，这从大部分篇章的论述中可以证明。

3. 五行－五脏模型是时空合一的藏象模型　中国"象"思维模型是一个宇宙模型、时空模型。古人不仅将"宇宙"看成是天地万物的总称，而且看成是时间和空间的总和。

《庄子·庚桑楚》说："有实而无乎处者，宇也；有长而无本剽者，宙也。"有实在而不限于处所、方位的，就是"宇"，就是空间；有绵延长度而无本始、终末的，就是"宙"，就是"时间"。

《尸子》说："上下四方曰宇，往古来今曰宙。"

《淮南子·齐俗训》说："往古来今谓之宙，四方上下谓之宇。"

可见，"宇"是空间，"宙"是时间。空间和时间不仅是宇宙自然的基本要素，而且也是人体藏象的基本要素。

从《黄帝内经》开始，中医即用表述宇宙时空的"象"思维模型来构建人体的生理、病理模型。

《灵枢·九宫八风》直接将洛书八卦与脏腑配合，以九宫八卦占盘作为观察天象、地象及人体、医学的工具，将八卦八方虚风与病变部位有机对应，以文王八卦作为代数符号，表示方位（空间），显示季节物候（时间）的变化特征，创造天人相应、时空统一的世界模式。唐初杨上善《黄帝内经太素）载有"九宫八风图"。

《灵枢》脏腑与九宫八卦的配属关系为：心配离卦，居九宫；肾配坎卦，居一宫；肝配震卦，居三宫；肺配兑卦，居七宫；脾配坤卦，居二宫；小肠配乾卦，居六宫；胃配巽卦，居四宫；大肠配艮卦，居八宫。

后世基本依准此配属。

元代王好古《此事难知》对此作了少许改动。心、肾、肝、肺的配属与《灵枢》相同，其他则不同，大肠配乾卦，小肠配艮卦，胆配巽卦，胃配坤卦。

明代傅仁宇《审视瑶函》以卦象配属脏腑。离配心、小肠，坎配肾、膀胱，震配肝、胆，兑配肾、下焦，巽配肝、中焦，乾配肺、大肠，坤配脾、胃。

清代冯道立《周易三极图贯》以乾、坤分别配督脉、任脉，离配心、小肠，坎配肾、膀胱，震配肝、胆，兑配肺、大肠，巽配心包络、三焦。

清代何梦瑶在《医碥》中讨论了五脏与五行八卦的关系，在《五脏配五行八卦》一节中将心火配属离卦，肾水配属坎卦，肝木配属震卦、巽卦，肺金配属兑卦、乾卦，脾土配属坤卦、艮卦。

可见，历代各家配属虽有不同，但四正卦即坎、离、震、兑的配属则基本相同。脏腑与八卦、九宫相配构成了人体与时空感应的模型，反映人体生命的时空属性。

《黄帝内经》不仅将脏腑配属八卦，而且配属易数。如《素问·金匮真言论）将肝、心、脾、肺、肾五脏分别配以八、七、五、九、六五数，即采用河图成数、五行成数。

《素问·五常政大论》除"五运平气之纪所应"之数为河图生成数外，还将五脏病变与洛书的九宫数相联系，如"委和之纪""邪伤于肝""眚于三"（震宫木数）；"伏明之纪""邪伤心也""眚于九"（离宫火数）；"卑监之纪""邪伤脾也""其眚四维"（中宫上通四方）；"从革之纪""邪伤肺也""眚于七"（兑宫金数）；"涸流之纪""邪伤肾也""眚于一"（坎宫水数），都是直接运用易学象数的例证。

当然《黄帝内经》运用最广泛的"象"思维模型仍是五行－五脏模型，按照这个模型，藏象被分为五脏，时空及自然万物也按五行分为五类，然后一一对应。程士德先生主编的高校《内经教参》（1987 年，人民卫生出版社）画了一张"四时五脏阴阳系统示意图"。

这张图按五行－五脏模型将人体生理组织、形体与宇宙的时间、方位、气候等一一对应起来，构成了"四时五脏阴阳"的系统层次结构，反映了天人相应、时空统一的整体观念。

三、五行－五脏模型是哲学与科学相互作用的结果

（一）藏象形成三阶段

从藏象形成的过程看，五脏学说经过了解剖观察、医疗实践、模型整合三个阶段。

1. 解剖观察阶段　我国解剖医学起源很早，早在公元前 1400 年左右，殷墟甲骨文上就有"耳""目""口""鼻""首"等人体器官的名称。《史记·扁鹊仓公列传》记载上古名医俞跗"割皮解肌，诀脉结筋……漱涤五脏，练精易形"的剖腹治疗术。《黄帝内经》对人体解剖更有详细记载，如《灵枢·经水》载："若夫八尺之士，皮肉在此，外可度量切循而得之，其死可解剖而视之。"《素问·阴阳应象大论》："余闻上古之真人，论理人形，列别脏腑，端络经脉，会通六合……"其中的"论理""列别""端络"即是一种解剖观察。《灵枢·肠胃》还记载了触剖的实例，指出人体食管长度与大小肠长度的比例约 1：35。《素问·刺禁论》指出针刺部位及其后果，说明已有相当的解剖生理学知识。《难经·第四十四难》等篇记载了脏腑的大小、长短、容积、重量等具体数字。可见解剖实践是藏象学说形成的基础。

2. 临床实践阶段　随着人们对生命认识的深化，人们已不满足于只在尸体状态下解剖观察脏腑组织形态，而是开始逐渐重视观察人在活体状态中的病理变化，并通过药物、针灸等治疗实践活动观察人体生理病理功能的改变。从病理推断脏腑生理功能，如通过人体感受风寒，初起邪在肌表，可出现鼻

塞、咳嗽或气急等症象，逐步认识到咳嗽、气急多与肺有关，从而得出"肺主皮毛，司呼吸，其声咳"的生理功能。又从疗效反推脏腑生理功能，如水热互结，津不化气，温欲饮水，喘咳、小便不利的患者，可用宣肺之法获得疗效，因而推论出"肺居胸中，外合皮毛，其气清肃下行，通调水道"的生理功能。

3. 模型整合阶段　在尸体解剖、活体治疗的基础上，古人得到了关于脏腑的生理、病理方面的材料，这些材料零散，甚至互有矛盾，这就需要加以整理、归纳。当时阴阳五行学说已经盛行，医家借用这个哲学模型将脏腑归结为五脏。原来通过解剖而得到的脏腑实体在功能性原则指导下被整合为五脏系统，实体形态已退居次要地位，功能属性上升为首要的决定因素。

（二）从古文经学向医学转变

古文经学关于五行－五脏的配属（肺为火、心为土、肝为金、脾为木、肾为水）实际上表明了五脏的实体、形态意义。因为五行源于五方观察，五行原本具有五方的规定性，即火居上，水居下，木居左，金居左，土居中央。古文经学的五脏五行规定，说明五脏在人体内的部位，即肺火居上方，肾水居下方，脾木居左方，肝金居右方，心土居中央。从这种分布部位看，与解剖形态的五脏部位相吻合，由此可见，古文经学五脏说是从解剖实体出发的，是实体的五脏、形态学的五脏。

《黄帝内经》五脏五行则规定，其表示的部位分布为：心火居上方，肾水居下方，肝木居左方，肺金居右方，脾土居中央，这种分布部位与五脏的实体部位并不相同。《黄帝内经》作者发现古文经从实体出发的五行配应与五脏生理特征、功能属性有不符之处，于是从生理功能出发，调整了五脏与五行的配应。因此，《黄帝内经》的医学五脏是一种功能属性的反映，实体形态已让位于功能属性。

从模型角度看，这种配属关系的调整是出于适应模型的需要，我在《东方生命花园——易学与中医》中分析了"左肝右肺"的问题：因为阴阳、五行、八卦这类"模型"至迟在西周末年就已大体形成，所以对脏器的归类就有了"模型"可依，这是一种自觉的而不是自发的行为。在藏象理论构建中，如果原来的脏器"原型"与这个功能模型不相符，那么宁愿改变"原型"也要适合这个思维模型。如"左肝右肺"，从实体脏器看应该是右肝上肺，但从功能上看，肝主升、肺主降，更重要的是在后天八卦的模型中，木在左、金在右，所以为了适应这个模型，则提出"左肝右肺"说。此后在医疗实践中证明这个模型还是有实用价值的，于是就被合理地固定下来。

（三）五脏的超形态性功能

从解剖实体出发，医学家们发现了心主血脉、肝藏血、肺主气、脾主运化、胃受纳水谷、肾藏精主水等功能，随着功能性原则的逐步上升，一些非实体性、超形态性功能也逐渐被揭示，《黄帝内经》《难经》等就记载了这种功能，这种非肉眼可视的功能分为以下几类。

一是精神意识类功能。如五脏藏神说，心藏神、肝藏魂、脾藏意、肺藏魄、肾藏志，此外还有五脏五情说，即心主喜、肝主怒、脾主思、肺主悲、肾主恐。

二是"气"类功能。五脏皆有气，五脏之气周流于身，升降出入，互换互动，是维持生命的基本形式。此外，如肺宣发卫气，肾主纳气。又如心肺在上，推行营卫之气，宣发敷布于外；肝肾居下，强精壮骨，培元益气于内。从病理上看，五脏六腑气化太过不及，升降不顺，虚实反作，会出现气虚、气实、气郁、气结、气逆、气陷、气脱等临床状态，从而大大丰富了脏腑的功能属性。

三是关系类功能。主要表现在五脏之间的联系、五脏与六腑之间的联系、五脏与机体其他组织的联系等方面。如五脏之间的生克制化关系，肝与胆、心与小肠、脾与胃、肺与大肠、肾与膀胱的表里关系，五脏与五官（目、舌、口、鼻、耳）、五体（筋、脉、肌、皮、骨）、五华（爪、面、唇、毛、发）等的关系。

由此可见，以《黄帝内经》为代表的中医学理论对脏腑的认识在初期用肉眼观察解剖器官的基础上大大前进了一步，在五行模型作用下，功能性原则已上升为第一原则，对五脏六腑的功能规定已超越了解剖的直观性、形态性范畴，并最终完成了从物质性实体到功能性实在的质的飞跃，亦即完成了五行－五脏模型的建构，这是哲学与医学相互作用的结果。目前教科书上仍称脏腑既是解剖器官，又是功能单位，这是不准确的，中医学的脏腑虽然有形态结构和物质基础，但它分散在多个器官、多个系统之中，换言之，以物质基础为特征的脏器与五脏六腑并非一一对应的关系，某一藏象的生理和病理功能往往是多个解剖脏器生理和病理功能的汇合，在形态实体中，找不出任何一个解剖脏器的功能与中医学的脏腑功能完全相同。中医学的五脏是多个解剖脏器五大类功能的组合，已不再是解剖器官，而是功能单位，不能认为脏腑既是解剖器官，又是功能单位；同样也不能认为脏腑既是有形的，又是无形的。试想中医五脏的心主神明、肾主纳气、肺主宣发又主肃降、肝主升发、脾主升清，解剖器官的心、肾、肺、肝、脾能有这样的功能吗？[1]

第二节　五行－五脏模型的特性

五行－五脏模型作为功能关系的实在，其功能性、超形体性当然是其第一特性，此外还具有以下特性。

一、整体性

表现为两方面，五脏是一个彼此相互关连的整体（即五脏一体），五脏

---

[1]　张其成.东方生命花园——易学与中医.北京：中国书店，1999：112－120

与宇宙自然合成一个整体（即人天一体）。

五脏一体，表现在心为君主，分有次第；脏腑相关，表里配属；藏泻相因，相反相成；开阖有度，启闭适时；经脉络属，循环流注；神形相涉，紧密联系[①]。五脏是一个有机的整体，不可分割。因而在研究时，那种将五脏分开来进行分析，试图寻找各脏的实体形态、物质基础的做法，是不符合五脏特性的。

人天一体，表现在藏象与自然、与外在环境的有机联系上。人与自然按五行模型——对应，五脏之气的升降潜藏与五时之气的阴阳消长互通，五脏之气的虚实强弱盛衰变化与四时气候变化、昼夜阴阳消长互动，此外，藏象发病与区域环境、地理位置、风俗习惯等都有密切关系。

二、全息性

五脏中的任何一脏都蕴藏着其他各脏及人的整个生命体的信息。古代即有五脏互藏说。明代张介宾在《类经图翼》中说："五行者，水火木金土也……第人皆知五之为五，而不知五者之中，五五二十五，而复有互藏之妙焉。"张介宾在解释《素问·阴阳别论》"凡阳有五，五五二十五阳"时说："凡五脏之气，必互相灌濡，故五脏之中，必各兼五气，此所谓二十五阳也。"明代周慎斋提出人体从胚胎到形成五脏，每一脏都有类似脾胃与肾的形质和功能，并提出脾胃藏五行，每一脏皆有脾胃，即"心之脾胃，肝之脾胃，肺之脾胃，肾之脾胃，脾胃之脾胃"（《慎斋遗书》）。

何梦瑶《医碥·五脏生克说》："知五脏各具五行，则其互相关涉之故，愈推愈觉无穷，而生克之妙，不愈可见哉！"

上述"五脏各具五行之妙""五脏各兼五气""五脏各具五行"及"各脏皆有脾胃"都说明每一脏都包含五脏的信息。不仅如此，每一脏腑还蕴含

---

① 王琦. 中医藏象学. 北京：人民卫生出版社，1997：53－57

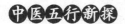

宇宙自然的信息，这是天人相应、天人合一思想的反映。

三、时序性

五脏模型具有很强的时序性、过程性。与空间结构相比，五脏更强调时间结构。依据五行空间方位规定，五脏的空间部位是心（火）上、肾（水）下、肝（木）左、肺（金）右、脾（土）中央，这种空间排列显然不是人体解剖生理学上的脏器排列。实际上这种排列是一种时序性排列。《黄帝内经》早就提出"四时五脏阴阳"一词（见《素问·经脉别论》），五脏功能系统实际上反映了自然界四时阴阳消长变化的时间节律，五脏与四时阴阳的相通、相应是《黄帝内经》的最基本观点，《素问》和《灵枢》一百六十二篇中至少有十二篇系统论述了这一观点。

四时自然规律与人体藏象生命规律相应、相通的基本法则为：按照"阴阳五行"的基本框架（符号模型）构成天人、内外的统一体。人的内部（局部和整体）、人与外部（整个大自然），都是按照这一基本法则统一、整合起来的。自然界以四时（五时）阴阳为核心，四时阴阳涵盖了五方、五气、五味等自然因素，以及它们之间的类属、调控关系；人体以五脏阴阳为核心，五脏阴阳涵盖了五体、五官、五脉、五志、五病等形体、生理、病理各因素，以及它们之间的类属、调控关系。自然界的四时阴阳与人体的五脏阴阳相互收受、通应，共同遵循阴阳五行的对待协调、生克制化的法则。近代医家恽铁樵曾说："《内经》言五行配以五脏，其来源本于天之四时……《内经》所根据者既在四时，其所言脏腑皆以四时为法则。"（《群经见智录》）认为《黄帝内经》的五脏非血肉的五脏，乃四时之五脏。这是非常精辟的。

五脏不仅具有四时的法则，而且还存在年轮、朔望月、一日十二辰的周期节律，随着时间的节律性变化，人体生命活动也会出现生、长、壮、老、已的节律变化，五脏也会出现盛衰的周期性、节律性变化。这一点在《黄帝内经》中已有大量论述,如《灵枢·天年》的十年周期、《素问·上古天真论》的男子八年及女子七年周期、《素问·脏气法时论》五脏病在十二时辰的"慧""甚""静"周期及在四时的变化周期规律。

　　有研究者指出中医的基本特色是侧重于从人体的时间结构来考虑问题,中医藏象是指与功能相联系的人体时间结构。人体几乎每一种功能都存在生理节律,中医藏象的实质就是将人体生理功能的相应节律按其内在联系进行归纳和分组。如"心藏神,主血脉,开窍于舌",就是将人的思维活动、血液循环中的生理节律及与舌的功能活动有关的节律归为一组,名为"心"[①]。虽然这种观点还有待进一步证明,但重视时间节律,重视次序周期,无疑是中医藏象的重要特征。从这个意义上说,中医藏象是功能过程论,而不是实体结构论。

四、模糊性

　　五行-五脏模型实际上是一种气化模型,五脏的本质是五脏之"气"。"气"的一大特点就是连续性,"气"不像西方哲学和科学中的"原子","原子"之间是有间隙的,而"气"则是连续、无间隙的,当然五脏之气主要指五脏的功能。功能的五脏之间也是没有间隙的。五脏之间不仅有生克制化的关系,而且彼此之间有的功能可以相互补充,相互影响,往往难以断然分开。中医藏象与西医脏器在这一点上是不同的,西医的脏器是具体的可以测量的,脏器之间是可以分隔的,脏器之间的连接是清晰的。中医的藏象则是超形态的,其功能系统虽也有各自的规定,但不乏互补交叉,其边界具有模糊性。如心主血、肝藏血,在生理上是相互协调、相互为用的。心主血、藏神;脾统血,为气血生化之源。两者在血液的生成与运行及神志活动方面有密切关系。肝主疏泄,脾主运化;肝主藏血,脾主生血统血;肝主调一身

---

① 吴国兴.人体的时间结构与中医学.中国中医基础医学杂志,1995,1 (1):28

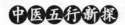

之气机，脾为一身气机升降之枢纽。可见肝与脾互相影响、互相补充。脾主运化水谷和水湿，肺主通调水道；脾为生气之源，肺为主气之枢。在宗气的生成、水液代谢方面，肺与脾相互协作。

此外，五脏作为人体五大功能系统，实际上与六腑、五体、五官等都有十分密切的关系。如脾与胃，同为人身气机升降之枢纽（脾升胃降），同为后天之本，同为气血生化之源，在病机上又常常相互影响，相互转化。肝与胆同主疏泄调畅气机，同样性喜条达，在病机上常相互转化。

由此可见，五行－五脏模型只是一种功能关系模型，而不是一种可以精确计量的数学模型。当今一些研究者热衷于用科学的方法建构五行－五脏的数学模型，这种思路值得反思。

我认为五行－五脏模型是一种直观的、模糊化模型，是模糊思维的产物。模糊学研究者认为，模糊思维是刻划非直接感知的宏观与微观世界结构的重要手段。虽然它们关于对象的综合认识是模糊、不精确的，但它们能够帮助人们简洁明了地从整体把握对象，使理论具体化，使科学解释的逻辑过程大大被简化，这对于激发科学家的思维创造力和直觉能力，实在具有重大的意义[1]。作为一种模糊化的模型，五行－五脏具有节约信息传递，有效引起表象集合，赋予认识的丰富性、生动性的作用。

第三节　五行－五脏模型的意义

一、从现代科学角度考察

（一）与系统科学原则基本吻合

系统科学是探索系统的存在方式和运动变化规律的学问。20 世纪 40 年

---

① 李晓明. 模糊性：人类认识之谜. 北京：人民出版社，1985：7

代以后，系统论、信息论、控制论（老三论）等系统理论逐步形成和完善。随后，耗散结构论、协同学、突变论、超循环理论、生命系统论等非平衡自组织理论也逐步发展起来①。

系统科学所研究的系统指由相互联系、相互作用的若干要素构成的有特定功能的统一的整体。按钱学森的观点，人体是一个复杂的巨系统②，而中医五行－五脏模型就是研究人体这个复杂系统的产物，是古人认知人体系统的智慧结晶，它符合系统科学的原则。

1. 整体性原则　该原则基于要素对系统的非加和性关系，即整体大于部分之和。在要素之间存在相干性、协同性的条件下，会有新质的突现。这个新质不是单个要素所具有的，而是系统整体才具有的。五行－五脏系统从整体出发，立足于整体来分析部分及部分之间（脏与脏、脏与腑等）的关系，通过对部分的分析而达到对整体的理解，因而五脏是不可分割的，五脏之间彼此联系才突现生命功能的新质。不仅如此，五脏还与时间、空间等体外信息相互对应，构成一个内外沟通的有机整体。

2. 动态原则　这是系统科学方法的历时性原则。系统方法将系统看成是动态的"活系统"，五行－五脏模型即符合这种动态原则，它的最大特点就是把人看成是动态的"活系统"，五行－五脏模型的生克制化维持人的动态平衡。五行－五脏模型的乘侮逆行打破人的动态平衡，中医就是调整五行－五脏模型，使之从不平衡到相对平衡。

3. 最优化原则　即整体优化原则，它要求在研究解决问题时，统筹兼顾，大力协同，多中择优，采用时间、空间、程序、主体、客体等重要的峰值佳点，进行整体优化和系统筛选。五行－五脏模型可以说就是最优化的结果，为什么不把人的功能结构系统分为六脏、七脏？为什么最终选定五行－

---

① 自然辩证法概论. 北京：高等教育出版社，1991：224
② 钱学森. 论人体科学. 北京：人民军医出版社，1988

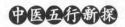

五脏模型？这固然有文化观念的因素，但也是古人在经过理性选择、临床验证之后的最优化选择。

4. 模型化原则　系统科学的方法需要把真实系统模型化，即把真实系统抽象为模型。五行－五脏模型即是把人体的真实系统抽象化的模型。模型化原则要求模型的形式和尺度符合人的需要和可能，适合人的选择。对于人体生命的复杂系统，则需要在系统分析的基础上，适当地采用模糊方法加以简化和理想化。五行－五脏模型即是对人体功能的简化和理想化产物。

（二）与非线性科学原理的比较

20世纪以量子力学和相对论为标志的物理学革命，特别是60年代以来，计算机作为研究手段的广泛运用，与理论、实验手段相结合，促成了"非线性科学"的建立，非线性科学是研究复杂性－非线性问题的科学。

线性和非线性本来是数学名词。所谓线性是指量与量之间的正比关系，用直角坐标形象地画出来，是一根直线。在线性系统中，部分之和等于整体，描述线性系统的方程遵从叠加原理，即方程的不同解加起来仍然是解。非线性则指整体不等于部分之和，叠加原理失败，非线性方程的两个解之和不再是方程的解。非线性物理现象表现为从规则运动的转化和跃变，参量的极微小变化在一些关节上可引起系统运动形式的定性改变，可以促使空间规则性结构的形成和维持（如孤子、涡旋、突变面等）。

近20年来，非线性科学在探求非线性现象的普遍规律、发展处理它们的普适方法方面取得了明显的成就：相干结构的孤子揭示了非线性作用引起的惊人的有序性；确定性系统的混沌使人们看到了普遍存在于自然界而人们多年来视而不见的一种运动形式；分形和分维的研究把人们从线、面、体的常规几何观念中解放出来，面对更为多样而真实的自然；自组织现象和图形生成反映非线性地耦合到一起的大量单元和子系统中由于有序和混沌竞争而形成的时空组织和时空过程[①]。

中医五行－五脏模型与非线性科学的系统性、自相似性、自组织性原理有一定对应相通之处。五行－五脏模型是一个简单的模型，中医以这个简单模型来模拟复杂的非线性现象。非线性研究、混沌研究的目的恰恰就是为了寻求复杂现象的简单根据，使复杂的事物变得简单，使无序变有序，这就需要建构简单模型。一个理想的模型能包含无穷的内在层次，层次之间存在着"自相似性"。五行－五脏模型是中医认识人体生命活动的比较理想的简单模型，这个模型可分为很多内在层次，如肝、心、脾、肺、肾是一个层次，胆、小肠、胃、大肠、膀胱是一个层次，目、舌、口、鼻、耳是一个层次……另外，每一脏又包藏五脏（五脏互藏），如肝中又有肝、心、脾、肺、肾……各层次之间存在自相似性或不尽相似性。

五行－五脏模型与自组织原理有某些相通之处。所谓"自组织"就是系统自行产生组织性的行为。自组织理论是比利时科学家伊·普里戈金（I. Prigogine，1917—）提出的，又称耗散结构论，该理论认为，一个远离平衡态的开放系统，当某个参量的变化达到一定的阈值时，通过涨落，有可能发生突变，即由原来的无序状态转变为一种在空间、时间或功能上的有序状态。这种非平衡系统由无序到有序的自我组织行为叫自组织现象，这种稳定有序状态的宏观结构叫耗散结构。要产生这种稳定的有序结构（耗散结构）需要一个远离平衡态的系统从外界吸收负熵流，还需要系统内部各个要素之间存在非线性的相互作用[②]。

有学者认为，五行生克意味着五脏形成一个自我调节网络，五行生克是一种自组织行为，五脏通过五行生克维持动态平衡，维持一种稳态，这个稳

---

① 宋健. 现代科学技术基础知识. 北京：科学出版社，中共中央党校出版社，1994：127－128，143

② 伊·普里戈金，伊·斯唐热. 从混沌到有序. 上海：上海译文出版社，1987

态就是人体自身追求的目标——健康①。也有学者认为，阴阳就是调节，生命活动就决定于阴阳自和的稳态适应性自组织调节，"阴"可理解为自组织持向稳态的调节，"阳"可理解为自组织持向适应的调节。"阴阳"概括了以整体性稳态和主体性适应为目标的、稳态适应性自组织调节为动力的"目标动力系统"②。

中医五脏系统从表面上看有生有克，生克制化，保持平衡，是一个平衡系统，而不具备远离平衡态的特点，其实不然，中医认为人之五脏之气，与天地之气相合、相应，天地之气有正有邪，人如果吸收天地之正气则五脏生克制化，从而达到动态平衡；人如果吸收天地之邪气，人体内之正气不足以抵御邪气，则会出现乘侮的反常变化，从而导致生克制化的失衡，人就会得病。我认为，人体五脏是一个开放系统，天地之正气好比是负熵，天地之邪气好比是熵，人体不断吸收正气负熵，才能使五脏生克产生自组织行为，使人体无序的病理状态向有序的健康状态转化，从而产生动态平衡的有序结构（耗散结构）。因而五行－五脏的生克制化实际是一种自组织行为。

（三）与控制论功能模拟方法的比较

五行－五脏模型作为一种功能模型，它的方法论意义是重大的。如按传统的称谓，可称它为"藏象"的方法；如按现代科学的称谓，可称它为"控制论"的"功能模拟"的方法，又与信息方法（信息论）、系统方法（系统论）、自组织的方法（耗散结构论）、协同方法（协同论）等有一定关系。

模型的方法是现代科学的核心方法，当然也是生命科学的核心方法。一般人都认为东西方对生命的认识走的是"综合"与"分析"这两条截然不同

---

① 杨学鹏. 阴阳五行. 北京：科学出版社，1998：372
② 陆广莘. 中医生生之道. 传统医学文化与传统生命科学，1998：20

的路径，其实这只是一种浅层的、概略的看法。我认为，就认知方法论而言，中国人偏向于"思维模型"的方法，西方人偏向于"物质模型"的方法。或者说，中医以研究"模型"为目的，西医以研究"原型"为目的。正确领悟以中医为代表的中国传统生命科学的认识方法、思维模型，对于藏象、经络、气血等理论实质的揭示，对于当今中医研究方法的反思及中医发展方向的把握，无疑是必要的。

现代西方生命科学主要采用物质模型的方法，如动物模型，以模型（动物）和原型（人）之间的生理过程、病理过程、心理过程的某些相似为基础进行模拟。因为对人的实验研究往往受到主客观条件的限制，可能会在精神和肉体上给人带来痛苦，也可能在伦理道德上给人带来损害，所以需要用动物作为模型，研究动物模型要采用实验的方法。当然不可否认现代生命科学也采用思维模型的方法，如 DNA 的双螺旋模型，由两条脱氧核糖链及连结它的、使之处于双螺旋功能的稳定结构的碱基键组成。不过现代生命科学与中国传统生命科学采用的思维模型有较大区别，主要表现为现代生命科学思维模型是定量化的，包括了数学模型，能从一定的基本概念和数量关系出发进行推理和演算，对有关问题和现象可作出定量的回答和解释；而传统生命科学思维模型是定性化的，五行并不表量而是表性，不是作为数量的依据，而是提供定性的参考性推论①。

如果从研究目的上考察，现代生命科学所采用的物质模型及其思维模型方法都是以人的"原型"为研究目的，最终是要揭示人体的组织、器官乃至细胞、DNA 等的物质结构及其功能；因而从目的论上看，现代生命科学、西医学关注的是"原型"，而中医学关注的是"模型"。"藏象"即是一种典型的模型方法，对藏象模型的构建成为中医人体生命科学的目的，"原型"往

---

① 张其成．东方生命花园——易学与中医．北京：中国书店，1999：40－41

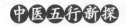

往服从于"模型"。

所谓"藏象"也就是内藏外象。"象",按王冰的解释就是"象,谓所见于外者,可阅者也"。"藏"（zang），就是贮藏（cang）。"象"是外在的征象,"藏"是内在的五脏。所谓"藏象"的方法就是"以象测藏",即依据外在的征象揣测内在的脏器功能结构的方法,《黄帝内经》称之为"司外揣内"（《灵枢·外揣》）；同时还有一种"司内揣外"的方法,即根据内部脏器情况揣测外部体征表现。相比较而言,"司外揣内"法比"司内揣外"法更常用。

"藏象"的"司外揣内"法相当于控制论的"功能模拟法",功能模拟法要满足三个条件：①模型与原型之间具有相似的关系,即类比性；②模型在具体的研究过程中要能代替原型,即代表性；③通过对模型的研究,能够得到关于原型的信息,即外推性①。

藏象模型基本符合这三个特点。这种方法又可以称为"黑箱"的方法,即不打开系统,通过考察系统的行为去研究系统。人体系统在不打开的情况下是一个黑箱,通过它的外部性质（"象"）及输入值和输出值（服入药物和产生的外部变化）可对人体生命系统进行判断,如通过面和舌可推测内脏的情况,面赤、舌红、口舌生疮就说明心火亢盛。所谓"象"即是通过四诊获取的输出于人体黑箱之外的一批"变量",称为"象变量"或"症状变量"；而"藏"则是隐藏在人体黑箱内部,用四诊不能直接获得的一批"变量",称为"藏变量"。藏变量是运用推导联系法由象变量推导出来的,是人采用不打开黑箱的方法引进的一个变量系统,并据此来探求人体黑箱的内部结构和建立人体模型。

《黄帝内经》认为人体有五类具有较大约束力的基本症状变量。第一类,怒、胁满、胁痛、眩晕、麻木、震颤、中风、瘛厥、筋挛、抽搐、头痛、积

---

① 王雨田.控制论·信息论·系统科学与哲学.2版.北京：中国人民大学出版社,1988：89－90

聚、眼睛等；第二类，心烦、失眠、健忘、多梦、惊悸、怔忡、癫狂、昏迷、面色、汗等；第三类，纳呆、恶心、呕吐、吞酸、嗳气、嘈杂、无力、消瘦、胃脘痛、泄泻、腹胀、呃逆、吐血、便血、口唇；第四类，呼吸、咳嗽、喘息、胸闷、咳血、失音、鼻、喉、皮毛等；第五类，生长发育、生殖、水肿、尿血、淋证、癃闭、遗精、遗尿、阳痿、早泄、腰痛、耳、二阴等。

这五类象变量是通过望、闻、问、切四诊，以及药物或其他方法的治疗而逐步探索出来的。根据这五类象变量可以获知人体黑箱内的情况，由此归纳出五类象变量相对应的肝、心、脾、肺、肾五类藏变量，并发现五脏之间二十种主制关系，从而引进一大批藏变量，如心类有心气虚、心阳虚、心阴虚、心血虚、心火亢盛、心血瘀阻、痰迷心窍、痰火扰心；肺类有肺气虚、肺阴虚、寒邪犯肺、热邪壅肺、燥邪犯肺、痰湿阻肺等[1]。

这种以象测藏的方法相当于控制论的功能模拟方法。功能模拟方法不仅发挥了一般模拟方法的功用，即展现出与原型相似的行为，揭示出新的还不知道的原型的特点和属性；而且因其模型是有目的性的行为，因此模型本身也可以具有独立被研究的特点。也就是说模型不仅是一种研究原型的手段，而且它本身就是研究的目的，在一定的程度上，模型的代表性可以发展为一种代替性[2]。藏象模型作为中医研究的目的，具有人体功能的代替作用。

二、从临床实践的角度考察

（一）疾病功能状态学

中医疾病功能状态学包括定量和定性两方面内容，所谓定量就是将疾病的功能状态作"五"的分类，而不是指西医学的数量测定；所谓定性就是对

① 王洪图.《内经》研究大成. 北京：北京出版社，1997：2178 - 2179

② 王雨田. 控制论·信息论·系统科学与哲学. 北京：中国人民大学出版社，1988：91

五脏作虚实、盛衰、寒热及五脏关系失调的分析。中医学认为疾病的发生有外因、内因和不内外因,《医学源流论》说:"病之从内出者,必由于脏腑;病之从外入者,必由于经络。"说明内生和外入的途径有所不同。然而不论是何途径,最终都归结为五脏,《素问·调经论》说:"百病之生,皆有虚实……何以生之乎?岐伯曰:皆生于五脏也。"与五脏的内因疾病相对,外邪引起的外因病也要通过侵入人体五脏而发病。

《黄帝内经》将疾病功能失衡主要归结为五脏病,并系统总结了五脏发病的临床表现,都是可以观察、可以感受到的状态。同样由外邪进入五脏所发的病,也是可察可感的,《黄帝内经》称之为"五邪"。如《灵枢·五邪》说:"邪在肺,则病皮肤痛,寒热,上气喘,汗出,咳动肩背……邪在肝,则两胁中痛,寒中,恶血在内,行善掣,节时脚肿……邪在脾胃,则病肌肉痛。阳气有余,阴气不足,则热中善饥;阳气不足,阴气有余,则寒中肠鸣腹痛;阴阳俱有余,若俱不足,则有寒有热……邪在肾,则病骨痛阴痹。阴痹者,按之而不得,腹胀腰痛,大便难,肩背颈项痛,时眩……邪在心,则病心痛喜悲,时眩仆。"

此外,《黄帝内经》还将人体疾病分为五逆、五实、五虚、五乱等五大功能状态群。如《灵枢·五禁》说:"热病脉静,汗已出,脉盛躁,是一逆也;病泄,脉洪大,是二逆也;著痹不移,䐃肉破,身热,脉偏绝,是三逆也;淫而夺形身热,色夭然白,及后下血衃,血衃笃重,是谓四逆也;寒热夺形,脉坚搏,是谓五逆也。"这是从脉象的异常状态总结"五逆"。《灵枢·玉版》还从针刺时观察到的异常状态总结"五逆":"以为伤者,其白眼青黑,眼小,是一逆也;内药而呕者,是二逆也;腹痛渴甚,是三逆也;肩项中不便,是四逆也;音嘶色脱,是谓五逆也。""腹胀、身热、脉大,是一逆也;腹鸣而满,四肢清,泄,其脉大,是二逆也;衄而不止,脉大,是三逆也;咳且溲血脱形,其脉小劲,是四逆也;咳,脱形身热,脉小以疾,是谓五逆也。"

《黄帝内经》还将疾病症状分为"五虚""五实"。《素问·玉机真脏论》说："脉盛、皮热、腹胀、前后不通、闷瞀，此谓五实。脉细、皮寒、气少、泄利前后、饮食不入，此谓五虚。"

《素问·宣明五气》归纳外邪病所致"五乱"："五邪所乱。邪入于阳则狂，邪入于阴则痹，搏阳则为巅疾，搏阴则为喑，阳入之阴则静，阴出之阳则怒，是为五乱。"《灵枢·五乱》认为："五乱"是"故气乱于心，则烦心密嘿，俯首静伏；乱于肺，则俯仰喘喝，接手以呼；乱于肠胃，则为霍乱；乱于臂胫，则为四厥；乱于头，则为厥逆，头重眩仆。"

上述发病的临床表现作为人体的异常之"象"——"病象"，就是疾病的状态，其本质是功能性的异常，异常的功能变化都是通过"病象"表现出来，"病象"都是可察、可感的。当时的中医并没有也不可能采用后起的西医那种生理、生化的检验手段和由此获取的各项数据指标，而只是从种种直观的、直感的功能状态的变异中获取对疾病的认识，包括对疾病的分类认识，如五脏病、五邪、五逆、五实、五虚、五乱等"五"的分类，由此归结为五大疾病功能状态群。这其中当然不能否认"五行"思维模式的影响，然而从几千年的临床实践看，这种疾病功能状态的分类，还是适用有效的。因此，我们应该对这种与西医有所不同的疾病功能状态学引起重视。

除了上述将疾病进行五行分类的定量分析外，中医还对五行－五脏疾病作功能状态的定性分析，主要是五脏的盛衰虚实状态，以及五脏的功能失调、关系失调的临床表现。如《素问·脏气法时论》说："肝病者，两胁下痛引少腹，令人善怒。虚则目䀮䀮无所见，耳无所闻，善恐，如人将捕之……心病者，胸中痛，胁支满，胁下痛，膺背肩甲间痛，两臂内痛。虚则胸腹大，胁下与腰相引而痛……脾病者，身重，善肌肉痿，足不收，行善瘈，脚下痛。虚则腹满肠鸣，飧泄，食不化……肺病者，喘咳逆气，肩背痛，汗出，尻阴

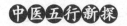

肌膝髀腨胻足皆痛。虚则少气，不能报息，耳聋嗌干……肾病者，腹大胫肿，喘咳，身重，寝汗出，憎风。虚则胸中痛，大腹小腹痛，清厥，意不乐。"这是从虚实定性上总结五脏病的临床状态。《黄帝内经》及后世医家总结了五脏虚证、实证，如痰火扰心、心火上炎、心血瘀阻等为心的实证，心的气虚、血虚、阴虚、阳虚等为心的虚证；肝气横逆、郁滞、肝火上炎、肝风内动、肝经湿热等为肝的实证，肝的阳虚、阴虚、血虚、气虚等为肝的虚证；寒湿困脾、湿热蕴脾等为脾的实证，脾的气虚、阳虚、阴虚、脾不统血、脾气下陷等为脾的虚证；风寒束肺、痰热壅肺、燥热犯肺、肺火上攻等为肺的实证，肺的气虚、阴虚、阳虚等为肺的虚证；肾阳有余、肾阴有余为肾的实证，肾的气虚、阳虚、阴虚等为肾的虚证。此外五脏还各有实虚兼证。这些都是疾病功能的定性状态。

五脏功能失调体现了中医疾病功能状态学特征。如心的正常功能本为主血脉、主神志，心功能的失调则为心主血脉失常，心藏神失调；其他如肝疏泄失调，藏血失常；脾运化失常，升清布津失常，统血功能失常；肺宗气生成障碍，呼吸失常，卫表不和，水液代谢失常；肾藏精异常，主水异常，纳气异常等。五脏功能失调说明疾病的病因病机和发病特点。

五脏关系的失调主要表现为相生关系的"母令子虚""子盗母气""子令母实"，相克关系的"相乘""相侮""相克无力"等。"母令子虚"说明母生子的力量不足，母病殃及子；"子盗母气"说明母生子太过，子强则母弱；"子令母实"说明子反生母，子太强则反使母亦强。"相乘"即克的太过，"相侮"即反克，"相克无力"则使克者无力制约被克者。五脏关系的失调往往又是连锁性的，有时还会出现恶性循环。说明失调的严重性、持续性。

无论是五脏的功能失调还是关系失调，都有相应的临床状态表现（"象"）。反过来，医者只要根据这些"象"就可以判断五脏何者功能失调，从而对疾病作出辨证诊断。

（二）功能调节系统

五行-五脏模型不仅提供了一套生命功能状态模式，而且提供了一套治疗疾病的模式，即功能调节模式。根据五行相生相克原理，既可以说明疾病在五脏之间的转移、传变过程，又可以说明疾病调治、康复的过程。

中医认为疾病主要原因就是人体功能的失衡，健康就是人体功能动态平衡，所以治病应"法于阴阳，和于术数"，即将失衡的状态调节到动态平衡的状态。中医治疗学可以称之为功能调节学，而这种调节又主要落实在五脏功能调节上。五脏的功能调节从不同的角度可分为以下几类。

第一，外在调节、内在调节、自组织调节。

外在调节是指采用药物、针灸、推拿、食疗、气功等外在手段，遵从五行相生相克原理，进行五脏功能调节以治疗疾病，达到动态平衡的健康状态。如《素问·脏气法时论》《灵枢·五邪》等篇记载了对邪在五脏的疾病采用特定手法针刺特定穴位的外在调节方法。

内在调节是指人体内部五脏之间依据相生相克原理进行自我调节，五行-五脏的生克调节说明人体本身存在维护健康的能力。

自组织调节是外在调节和内在调节的总称。外在调节是通过外在手段促使五脏由失衡达到动态平衡，由无序达到相对有序；内在调节是通过本身的自我调节能力达到动态平衡和相对有序。两者都是通过五行生克达到稳态平衡的自组织行为。

不少人认为五行是一个封闭的系统，其实不然。五行的一大功能就是辐射天地万物，五行-五脏模型是一个对宇宙自然外在大环境开放的模型，以五脏为核心，与时间、空间、气候、声音、味道、星辰、外物等等一一对应，中医将这种对应和相通归结为"气"的作用，并称之为"生气通天"，人体离开了与天地万物相通的"气"，就失去了生命。因此五行-五脏并不是封闭的。我曾就中医生命科学的这一特征提出"开放的圆"的命题。①

从现代科学角度看五行－五脏系统是一个开放的自组织系统，它不断地吸收外在的"气"（邪气为熵，正气为负熵），如邪气战胜正气，则熵增大，无序度加强，人体就会得病；如正气战胜邪气，则负熵增大，有序度加强，人体就趋于健康。

第二，即时调节、后时调节、前时调节。

即时调节是指人体一旦出现五行生克失衡状态，随即就有一种本身的或外在的正气——负熵对它进行调节，即时地通过自组织达到和谐稳态。

后时调节是人体五行－五脏生克严重失衡，即时调节无效，在病程长、病情重的情况下，通过药物、针灸、气功等手段进行的功能调节。

前时调节是人体在"未病"状态或亚健康状态，五行生克制化尚没有失衡时采用的一种功能调节，《黄帝内经》"不治已病治未病"的思想即此反映。《金匮要略》说："夫治未病者，见肝之病，知肝传脾，当先实脾……中工不晓相传，见肝之病，不解实脾，唯治肝也。"中医十分重视的"养生"，实际上就是一种超前性功能调节。

第三，一元调节、二元调节、多元调节。

一元调节，就是在五脏功能失调时，只对本脏一个脏的功能进行调节，如心火亢盛则清心泻火，心阳虚则温补心阳，肝阳上亢则平肝潜阳，等等。一元调节是一种直接性调节。

二元调节，就是在本脏失调时，通过对与之有关的另一脏的调节而使本脏达到稳态平衡。如《知医必辨·论肝气》说："心为肝之子，实则泻其子，一法也；肾为肝之母，虚则补其母，二法也；肺为气之主，肝气上逆，清金降肺以平之，三法也。"就心与肝而言，肝为母、心为子，如果肝气旺，则采

用泻心火的办法，即"实则泻其子"；就肝与肾而言，肾为母、肝为子，如果肝阴虚，则可采用补肾水即滋水涵木法，也称为"虚则补其母"；就肝与肺言，肺金克肝木，如肝气上逆，可以通过降肺气以制约上逆的肝气。这是一种间接的"隔一"的调节方式。

多元调节，就是通过两个以上的脏的调节，使受病之脏达到动态平衡。如《难经·七十五难》所谓的"东方实，西方虚，泻南方，补北方"，就是肝（东方木）、肺（西方金）、心（南方火）、肾（北方水）等脏的多元多向调节，肝盛肺虚，可通过泻心补肾而得以调节。肝木盛则泻心火，是二元调节、"隔一"调节；肝木盛则补肾水，则是多元调节、"隔二"调节，因为补肾水则制心火，而制心火则平肝木；肺金虚则泻心火，是二元调节、"隔一"调节，因为心火克肺金，泻心火以后则受克的肺金就转弱为强；肺金虚则补肾水，是多元的"隔二"调节，因为补了肾水则泻了心火，泻了心火则减轻了对肺金的克制，等于补了肺金；也可以是多元的"隔三"调节，因为补了肾水则泻了心火，泻了心火则平了肝木，平了肝木则减轻了对肺金的反克，也等于补了肺金；还可以是二元的"隔一"调节，因为肺金生肾水，补了肾水则可以壮肺金。总之，"隔二""隔三"的调节均属于多元调节。

第五章　五行－五脏模型的应用

第一节　五行－五脏模型在诊疗中的应用

中医与西医看病的一个根本区别就在于，中医看的是病的人，西医看的是人的病。也就是说中医观察诊断病人的宏观的、整体的病"象"状态，西医观察、诊断病人微观的具体的病灶、机理。

中医收集到病人的信息是表象的、表性的、可感的，而不是一些量化指标。古代中医不可能有什么 CT、B 超、磁共振，不可能做什么生化检验、功能测量，只能根据那些可以感知的"象"来推测证候，分析病因、病机，然后决定相对应的治则治法，最后再依法选用相应的中药方剂或针灸推拿等手段治疗。

五行－五脏模型作为中医学的基本模型，在望闻问切、理法方药及针灸推拿等各个方面均得到了广泛应用，并经受住了实践的检验。

一、在望闻问切中的应用

（一）五色诊法

1. 五色平病善恶　《黄帝内经》中"五脏已败，其色必夭，夭必死矣"明确指出色夭（即色泽枯槁）是死亡的征兆之一，预示着五脏功能的衰败。具体而言，对于五脏之平、病，与五脏病之生（善）、死（恶），《黄帝内经》中是根据色泽的明润、含蓄、灰暗、暴露为指征而进行区分的。其在五行－

五脏模型中为：肝，色欲如苍璧之泽，不欲如蓝，肝病色青如翠羽者生，见青如草兹者死；心，色欲如白裹朱，不欲如赭，心病色赤如鸡冠者生，如虾血者死；脾，色欲如罗裹雄黄，不欲如黄土，脾病色如枳实者死，黄如蟹腹者生；肺，色欲如鹅羽，不欲如盐，肺病色白如豕膏者生，白如枯骨者死；肾，色欲如重漆色，不欲如地苍，肾病色黑如乌羽者生，黑如炲者死。

2. 五色主病

（1）《黄帝内经》按照五行－五脏模型，五色各有其相应的主病。诊察面部五色（青、赤、黄、白、黑）的不同变化是诊察疾病的重要方法。《黄帝内经》中将五色根据其五行属性与人体五脏相对应，纳入了五行－五脏模型。因此，青、赤、黄、白、黑五色的变化分别对应肝、心、脾、肺、肾五脏疾病的变化。

（2）《黄帝内经》按照临床观察所得，将五色分别归属于不同性质的疾病，提出"黄赤为热，白为寒，青黑为痛""黄赤为风，青黑为痛，白为寒，黄而膏润为脓，赤甚者为血痛"等，进一步拓展了五行－五脏模型。

（3）《黄帝内经》中所谓"五色各见其部，察其浮沉，以知浅深；察其泽夭，以观成败；察其散抟，以知远近；视色上下，以知病处"，即五色诊要根据色之浮沉、泽夭、散抟、上下，以测定病变部位、疾病浅深、疾病进退、疾病的预后。具体而言：①所谓"色从外部走内部者，其病从外走内；其色从内走外者，其病从内走外""其色粗以明，沉夭者为甚，其色上行者，病益甚；其色下行，如云彻散者，病方已"，即认为病色的向内向外、向上向下的发展变化预示着疾病的加重或减轻。②所谓"常候阙中，薄泽为风，冲浊为痹，在地为厥。此其常也，各以其色言其病"，即以病色的薄泽与冲浊和部位的不同区分不同的疾病。③"赤色出两颧，大如拇指者，病虽小愈，必卒死。黑色出于庭。大如拇指，必不病而卒死"，指出两颧出现大如拇指的赤色和天庭出现大如拇指的黑色两种情况是将要死亡的征兆；"其色上锐，首空上向，下锐下向，在左右如法"，指出根据病色的形状来预测疾病的发展趋向。

（4）《黄帝内经》五色诊还注重观察胃气的有无，重视胃气（即中土）对人体疾病发展、治疗与恢复的关键作用，《素问·五脏生成》："凡相五色之奇脉，面黄目青，面黄目赤，面黄目白，面黄目黑者，皆不死也。面青目赤，面赤目白，面青目黑，面黑目白，面赤目青，皆死也。"黄色候脾胃之气，胃气犹存，则化源不竭，虽病犹生，所以凡病者面部略带黄色则生，无黄色则死。可见胃气的存亡是判断疾病预后转归的关键因素。

（二）五脉诊法

由《史记》淳于意医籍中出现的"切其脉，得肝气""诊其脉，心气也""脉来数疾去难而不一者，病主在心""肝脉弦，出左口，故曰欲男子不可得也""切其脉深小弱，其卒然合合也，是脾气也""切其脉，肺气热""切其脉，得肺阴气""肺脉散者，固色变也""在太阴脉口而希，是水气也，肾固主水，故以此知之""切之，得肾反肺，法曰'三岁死'也""沉之而大坚，浮之而大紧者，病主在肾"等大量涉脉记载推知，在《黄帝内经》成书以前，早期医学对于脉象与藏象系统疾病的关系已有丰富的认识，存在着比《黄帝内经》的记载更为丰富多样的关于脉象与脏腑疾病关系的脉学理论，而《黄帝内经》的脉学理论继承了早期医学中以脉象反映藏象的医学思想，并且保留了早期医学中诸如"肝脉弦"这样一些基本的脉学理论，然后进行了重新构建，经过删裁改造后将寸口脉的弦、钩、代、毛、石五个基本脉象纳入到五行－五脏模型这个"象"思维模型之中，形成了一套内容完备、纲纪分明、形式对称的脉诊理论，如《素问·宣明五气》所言："五脉应象，肝脉弦，心脉钩，脾脉代，肺脉毛，肾脉石，是谓五脏之脉。"并以此作为寸口诊脉法的纲纪，是通过脉诊辨别五脏疾病的基本环节，如《灵枢·邪气脏腑病形》所言："先定其五色五脉之应，其病乃可别也。"亦如《素问·五脏生成》所言："诊病之始，五决为纪，欲知其始，先建其母，所谓五决者，五脉也。"

《黄帝内经》依据"五脉"诊断疾病的方法是先根据脉象属于五脉中的哪一脉，再根据脉象的虚、实、缓、急、小、大、滑、涩等变化，就可以判断出五脏所处的病理状态。《素问·示从容论》中讨论了诊脉中要注意的一些事项，篇中有这样一段记载，"夫脾虚浮似肺，肾小浮似脾，肝急沉散似肾，此皆工之所时乱也"，这说明临床上要将五种脉象区分开来并非易事，需要医工细心体察。篇中还有一段文字，"一人之气，病在一脏也。若言三脏俱行，不在法也"，联系前后文，可以理解为尽管脉象变化复杂，但只有一种最主要的、最能反映疾病所属藏象系统的脉象。这段文字体现出了早期脉学的一个基本思想，尽管脉象变化、疾病表现纷繁复杂，但必然有一个最关键、最核心的"病机"，诊断过程就是要"循法守度，援物比类""通合道理"（《素问·示从容论》），"藏之心意，合心于精"（《素问·金匮真言论》），进行综合的分析判断，以找到最关键的病理环节。《素问·平人气象论》《素问·玉机真脏论》对五种脉象进行了详细描述，还将每种脉象分为平、病、死、真脏、太过、不及等类型，《素问·玉机真脏论》还详细描述了五脉太过与不及所对应的临床症状（表5-1），而死脉或真脏脉出现时则意味着脏气已经衰败，如《素问·阴阳别论》所说"真脏也，见则为败，败必死也"。

表5-1 《素问·玉机真脏论》对五脉对应证候的记载

	太过	不及
心脉	身热而肤痛，为浸淫	烦心，上见咳唾，下为气泄
肝脉	善忘，忽忽眩冒而巅疾	胸痛引背，下则两胁胠满
脾脉	四支不举	九窍不通
肺脉	逆气而背痛，愠愠然	喘，呼吸少气而咳，上气见血，下闻病音
肾脉	解㑊，脊脉痛而少气不欲言	心悬如病饥，眇中清，脊中痛，少腹满，小便变

《灵枢·邪气脏腑病形》则描述了一套完备的根据组合脉象判断病性的方法，即在五脉基础上，再根据脉象的"缓、急、小、大、滑、涩"来综合

分析疾病的病性。篇中详细讨论了"缓、急、小、大、滑、涩"六种脉象的诊断学意义，并提出应该根据病性的差异采用不同的治疗方法。[①]

《脉经》运用五行－五脏模型来探讨脉理，论述了脉的从横逆顺，认为以相克为从，以反克为横，以反生为逆，以相生为顺，如卷一《从横逆顺伏匿脉第十一》："问曰：脉有相乘，有从，有横，有逆，有顺，何谓也？师曰：水行乘火，金行乘木，名曰从；火行乘水，木行乘金，名曰横；水行乘金，火行乘木，名曰逆；金行乘水，木行乘火，名曰顺。"还通过四时与五行的关系，根据脉象，应用五行旺相休囚的理论来作吉凶推测，如卷三《肝胆部第一》说："肝象木（肝于五行象木），与胆合为腑（胆为清净之腑）。其经足厥阴（厥阴肝脉），与足少阳为表里（少阳，胆脉也，脏阴腑阳，故为表里）。其脉弦（弦，肝脉之大形也），其相冬三月（冬水王木相），王春三月，废夏三月（夏火王木废），囚季夏六月（季夏土王木囚），死秋三月（秋金王木死）。其王日甲乙，王时平旦、日出（并木也）。其困日戊己，困时食时、日（并土也），其死日庚辛，死时晡时、日入（并金也）。"

（三）色脉合参

《黄帝内经》中强调色脉合参，综合判断病情的变化。《素问·脉要精微论》中"征其脉小色不夺者，新病也；征其脉不夺其色夺者，此久病也；征其脉与五色俱夺者，此久病也；征其脉与五色俱不夺者，新病也"，即是说如果脉与色相一致，为新病，易治；若脉与色不相符，则为久病，难治。《灵枢·邪气脏腑病形》中"色青者，其脉弦也；赤者，其脉钩也；黄者，其脉代也；白者，其脉毛；黑者，其脉石。见其色而不得其脉，反得其相胜之脉，则死矣；得其相生之脉，则病已矣"，阐述了色诊与脉诊相参，色之五行应该与脉之五行相应。在色与脉之五行不相应的情况下，如果色脉之五行为相生

关系，则病顺易已；如果色脉之五行为相克关系，则病逆凶险（死）。

其实，色脉合参的本质即是要符合根据五行－五脏模型的正常生理，明乎此，便可以举一反三，如根据五色或五脉与季节的五行－五脏模型生克关系来预言预后状况，如《素问·宣明五气》："春得秋脉，夏得冬脉，长夏得春脉，秋得夏脉，冬得长夏脉，名曰阴出之阳，病善怒不治，是谓五邪，皆同命，死不治。"又如《素问·平人气象论》："脉得四时之顺，曰病无他；脉反四时及不间藏，曰难已。"

以上这种依据病人脉象，参照气色、季节等因素，运用五行－五脏模型的生克原理推演来诊断疾病的方法，《黄帝内经》赋予其极高的重要性，甚至将其视为疾病诊断的"权衡规矩"，如《素问·脉要精微论》所说"脉与之上下，以春应中规，夏应中矩，秋应中衡，冬应中权"，亦如《灵枢·邪气脏腑病形》所言"先定其五色五脉之应，其病乃可别也"。

二、在理法方药中的应用

中医在理法方药的各个环节所贯彻的思维方法是"象"思维方法，而其采用的"象"思维模型主要是五行－五脏模型。

如《素问·至真要大论》："诸风掉眩，皆属于肝；诸寒收引，皆属于肾；诸气膹郁，皆属于肺；诸湿肿满，皆属于脾；诸热瞀瘛，皆属于火；诸痛痒疮，皆属于心……""不治五味属也，夫五味入胃，各归所喜，故酸先入肝，苦先入心，甘先入脾，辛先入肺，咸先入肾。久而增气，物化之常也，气增而久，夭之由也。"

又如《难经》："经言，虚者补之，实者泻之，不实不虚，以经取之，何谓也？然：虚者补其母，实者泻其子，当先补之，然后泻之。不实不虚，以经取之者，是正经自生病，不中他邪也，当自取其经，故言以经取之"（六十九难）、"经言，东方实，西方虚；泻南方，补北方，何谓也？然：金、木、水、火、土，当更相平。东方木也，西方金也。木欲实，金当平之；火欲实，水当平之；土欲实，木当平之；金欲实，火当平之；水欲实，土当平之。东方肝也，则知肝实；西方肺也，则知肺虚。泻南方火，补北方水。南方火，火者，木之子也；北方水，水者，木之母也。水胜火。子能令母实，母能令子虚，故泻火补水，欲令金不得平木也"（七十五难）、"经言，无实实虚虚，损不足而益有余……谓病自有虚实也。假令肝实而肺虚，肝者木也，肺者金也，金木当更相平，当知金平木。假令肺实而肝虚，微少气，用针不补其肝，而反重实其肺，故曰实实虚虚，损不足而益有余。此者，中工之所害也。"（八十一难）

再如《金匮要略》："夫治未病者，见肝之病，知肝传脾，当先实脾。四季脾王不受邪，即勿补之。中工不晓相传，见肝之病，不解实脾，唯治肝也。夫肝之病，补用酸，助用焦苦，益用甘味之药调之。酸入肝，焦苦入心，甘入脾。脾能伤肾，肾气微弱，则水不行；水不行，则心火气盛，则伤肺；肺被伤，则金气不行；金气不行，则肝气盛，则肝自愈。此治肝补脾之要妙也。肝虚则用此法，实则不在用之。经曰，虚虚实实，补不足，损有余，是其义也。余脏准此……五脏病各有得者愈，五脏病各有所恶，各随其所不喜者为病……夫诸病在脏，欲攻之，当随其所得而攻之，如渴者，与猪苓汤。余皆仿此。"

可见，中医不但认为疾病的发生是在致病因素作用下，人体脏腑经络各系统、各层次的气血津液出现了盈虚通滞的异常反应；而且认为在疾病过程中，由于脏腑经络各系统之间、系统内各层次之间是相互作用、相互影响的，因而导致了疾病的复杂变化和不同转归。中医根据五行－五脏模型确立了治疗原则和方法，如根据相生原理确定了虚则补其母、实则泻其子的治则和滋水涵木、益火补土等治法，根据相克原理确定了抑强、扶弱的治则和抑木扶土、培土制水、佐金平木、泻南补北等治法。另外，根据五行－五脏模型还可判断一脏受病可能会涉及另一脏受病，从而依五行生克乘侮规律作出相应的调整，以控制其传变。兹以腹泻为例①说明。

肾泻是五更泻中最常见的一种，以四神丸主治。古人对于四神丸的作用曾作过这样的解释：补骨脂之辛燥，入肾以制水，肉豆蔻之辛温，入脾以暖土，五味子之酸收，收坎宫耗散之火，使少火生气以培土，吴茱萸之辛温，以顺肝木欲散之势，为水开滋生之路。

又如傅青主治完谷不化，饮食下喉即出，日夜数十次，甚至百余次，用清凉泻火药不效时，用熟地、白芍各三两，山茱萸、茯苓、甘草、车前子各一两，肉桂三分，叫作补水以降火。所谓"补水"，包含着现代输液的意思；所谓"降火"，就是兼能缓解肠蠕动过速（古人认为火性急速）。

张景岳治脾肾虚寒作泻，甚至久泻、腹痛不止、冷痢等症，用白扁豆、白术、炙甘草、干姜、吴茱萸、熟地、山药，名胃关煎。为什么叫"胃关"？是因为"肾者，胃之关也"，所以除了用扁豆、白术、甘草、干姜补脾温中之外，还要用熟地、山药补肾以巩固胃之关。熟地、山药怎样起到"关"的作用？这和有人吃肥肉大油就能不泻一样，是肠道的肾阴虚罢了。

易简胃风汤，治风冷乘虚入胃，出现水谷不化、泄泻注下、腹胁虚满、肠鸣疼痛，或肠胃湿毒，下如豆汁，或下瘀血，日夜无度，及妇人妊娠久痢、胎漏黄汁等。方名"胃风"，说明病灶在肠胃而病理是风邪。风邪属于肝木，克土就水谷不化，肠鸣腹痛。风性数变，就肠动过速，日夜无度。肝气不宁，就腹胁虚满。肝不藏血，就下如豆汁，或下瘀血。因此，方用当归、川芎、白芍养肝，肉桂平肝，人参、白术、茯苓健脾，粟米留连肠胃。总之，方名"胃风"，"风"就是肝木之邪，全部病因、病理、症状、治则，全包括在这个"风"字之中。

---

① 李克绍. 五行的产生、应用及其用途. 山东中医学院学报，1977（4）：42－43

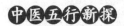

痛泻要方，是刘草窗的方剂，治肠痉挛腹泻，痛一阵，泻一阵，虽泻而痛仍不减。肝的变动为握，"握"，即痉挛，大腹的部位属脾，因此把痉挛性的腹痛叫作"木克土"。"木克土"，既是病理的说明，也是处方用药的指导，以防风、白芍泄木，白术补土，陈皮调气。如果体会到平肝就能制痉挛，那么痉挛性呕吐，同样可以用本方加半夏、生姜。

以上几例腹泻，病灶都在胃肠道，但是作用于胃肠道的可能是肠胃自身不同病理的不同反应，也可能是肠胃之外的某些因素。但不管怎样，只要依据脉证，归类于五行－五脏模型，并用"火衰""火盛""水亏""木旺""土弱"等五行或五脏来说理，就可以得出相应治法及对证方药。

明末罗国纲治一患者，木旺克土，脾虚发泄，每春发夏止，肝脉弦，脾脉弱，一早泻十余次，病程二十年，凡补脾止泻之药遍尝不效。为制平肝补脾汤，即从胃风汤中去粟米加炙甘草，去川芎，加木瓜，去人参，加沙参，再加白豆蔻，一服立止，永未再发。这一医案，若以现代医学来分析，很不容易把病理做出完整而明确的说明，自然也就没有特效的治法。但以五行作说明，春季木旺，夏季属火，子盗母气，肝气渐平，所以春发夏止。早晨寅卯升发之时属木，肝脉弦是木旺，脾脉弱，是土弱。总之，是木旺克土。因此，用归、芍柔以养肝，肉桂辛以平肝，沙参、木瓜养肝和胃，白蔻、白术、茯苓、甘草健脾止泻，这样使肝不妄动，脾气不虚，就能达到"一服立止，永未再发"的效果。

实践说明，有很多现代医学还不能解决的问题，用五行－五脏模型指导下的理法方药却能够圆满地解决，所以五行－五脏模型至今在西医的冲击和挑战下仍有不可替代的优势。

三、在针灸推拿中的应用

（一）在经络腧穴方面的应用

《黄帝内经》提出了五输穴理论，即井、荥、输、经、合，明确将阴经井穴配属木，阳经井穴配属金，而其他四穴却未标出五行属性，还将五脏六腑与手足十一经脉相配，还根据四时气血的变化规律，选取不同五输穴进行针刺。如《灵枢·本输》："肺出于少商，少商者，手大指端内侧也，为井木；溜于鱼际，鱼际者，手鱼也，为荥；注于太渊，太渊，鱼后一寸陷者中也，为输；行于经渠，经渠，寸口中也，动而不居，为经；入于尺泽，尺泽，肘中之动脉也，为合。手太阴经也。""膀胱出于至阴，至阴者，足小趾之端也，为井金；溜于通谷，通谷，本节之前外侧也，为荥；注于束骨，束骨，本节之后，陷者中也，为腧；过于京骨，京骨，足外侧大骨之下，为原；行于昆仑，昆仑，在外踝之后，跟骨之上，为经；入于委中，委中，腘中央，为合，委而取之。足太阳也。"《素问·水热穴论》："帝曰：春取络脉分肉，何也？岐伯曰：春者木始治，肝气始生；肝气急，其风疾，经脉常深，其气少，不能深入，故取络脉分肉间。帝曰：夏取盛经分腠，何也？岐伯曰：夏者火始治，心气始长，脉瘦气弱，阳气留溢，热熏分腠，内至于经，故取盛经分腠。绝肤而病去者，邪居浅也。所谓盛经者，阳脉也。帝曰：秋取经俞，何也？岐伯曰：秋者金始治，肺将收杀，金将胜火，阳气在合，阴气初胜，湿气及体，阴气未盛，未能深入，故取俞以泻阴邪，取合以虚阳邪，阳气始衰，故取于合。帝曰：冬取井荥，何也？岐伯曰：冬者水始治，肾方闭，阳气衰少，阴气坚盛，巨阳伏沉，阳脉乃去，故取井以下阴逆，取荥以实阳气。故曰：冬取井荥，春不鼽衄。此之谓也。"

《难经》较为全面地论述了五输穴的穴位、五行属性、意义和主治疾病等。如六十四难："阴井木，阳井金；阴荥火，阳荥水；阴俞上，阳俞木；阴经金，阳经火；阴合水，阳合土。"即阴经的五输穴属性，从木开始；阳经的五输穴属性，从金开始，且阴经或阳经的井、荥、输、经、合的依次关系为五行相生的关系。此外，该难还回答了阴阳经的同一个五输穴五行属性不同的原因，其曰："是刚柔之事也。阴井乙木，阳井庚金。阳井庚，庚者，乙之

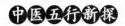

刚也；阴井乙，乙者，庚之柔也。乙为木，故言阴井木也，庚为金，故言阳井金也。余皆仿此。"

（二）在经络病候方面的应用

《黄帝内经》根据五行与四时的对应关系及气血在经络中的变化规律，提出逆四时变化则出现经脉、络脉受病。如《素问·四时刺逆从论》："是故春气在经脉，夏气在孙络，长夏气在肌肉，秋气在皮肤，冬气在骨髓中。帝曰：余愿闻其故？岐伯曰：春者，天气始开，地气始泄，冻解冰释，水行经通，故人气在脉。夏者，经满气溢，入孙络受血，皮肤充实。长夏者，经络皆盛，内溢肌中。秋者，天气始收，腠理闭塞，皮肤引急。冬者盖藏，血气在中，内著骨髓，通于五脏。是故邪气者，常随四时之气血而入客也，至其变化，不可为度，然必从其经气，辟除其邪，除其邪则乱气不生。"《灵枢·五乱》："黄帝曰：经脉十二者，别为五行，分为四时，何失而乱？何得而治？岐伯曰：五行有序，四时有分，相顺则治，相逆则乱。"提出经脉病候。如《素问·阳明脉解》："阳明者胃脉也，胃者土也，故闻木音而惊者，土恶木也。"《素问·腹中论》："夫热气慓悍，药气亦然，二者相遇，恐内伤脾，脾者土也，而恶木，服此药者，至甲乙日更论。"《素问·咳论》："五脏各以其时受病，非其时，各传以与之。人与天地相参，故五脏各以治时感于寒则受病，微则为咳，甚者为泄为痛。乘秋则肺先受邪，乘春则肝先受之，乘夏则心先受之，乘至阴则脾先受之，乘冬则肾先受之。"《灵枢·小针解》："所谓五脏之气已绝于外者，脉口气外绝不至，反取其四末之输，有留针以致其阴气，阴气至则阳气反入，入则逆，逆则死矣，其死也阴气有余，故躁。所以察其目者，五脏使五色循明，循明则声章，声章者，则言声与平生异也。"根据五行、五色、五体及干支等对应关系，提出不同经脉受病时出现的症候及预后。如《素问·经络论》："心赤，肺白，肝青，脾黄，肾黑，皆亦应其经脉之色也。帝曰：络之阴阳，亦应其经乎？岐伯曰：阴络之色应其经，阳络之色变无常，随四时而行也。寒多则凝泣，凝泣则青黑；热多则淖泽，淖泽则黄赤。此皆常色，谓之无病。五色具见者，谓之寒热。帝曰：善。"《灵枢·终始》："太阳之脉，其终也，戴眼反折瘛疭，其色白，绝皮乃绝汗，绝汗则终矣。少阳终者，耳聋，百节尽纵，目系绝，目系绝一日半则死矣，其死也，色青白乃死。阳明终者，口目动作，喜惊妄言，色黄，其上下之经盛而不行，则终矣。少阴终者，面黑齿长而垢，腹胀闭塞，上下不通而终矣。厥阴终者，中热嗌干，喜溺心烦，甚则舌卷、卵上缩而终矣。太阴终者，腹胀闭，不得息，善噫善呕，呕则逆，逆则面赤，不逆则上下不通，上下不通则面黑、皮毛燋而终矣。"《灵枢·经脉》："手太阴气绝，则皮毛焦。太阴者，行气温于皮毛者也。故气不荣，则皮毛焦；皮毛焦，则津液去皮节；津液去皮节者，则爪枯毛折；毛折者，则气先死。丙笃丁死，火胜金也。"

（三）在针刺原则方面的应用

《黄帝内经》根据五行－五脏模型，提出不同脏腑受病要针刺对应的脏腑经脉的原则。《素问·刺热》："肝热病者，小便先黄，腹痛多卧，身热。热争则狂言及惊，胁满痛，手足躁，不得安卧。庚辛甚，甲乙大汗，气逆则庚辛死。刺足厥阴、少阳，其逆则头痛员员，脉引冲头也。心热病者，先不乐，数日乃热，热争则卒心痛，烦闷善呕，头痛面赤，无汗。壬癸甚，丙丁大汗，气逆则壬癸死，刺手少阴、太阳。脾热病者，先头重颊痛、烦心颜青、欲呕身热。热争则腰痛不可用俯仰，腹满泄，两颔痛。甲乙甚，戊己大汗，气逆则甲乙死，刺足太阴、阳明。肺热病者，先淅然厥起毫毛，恶风寒，舌上黄，身热。热争则喘咳，痛走胸膺背，不得大息，头痛不堪，汗出而寒。丙丁甚，庚辛大汗。气逆则丙丁死。刺手太阴、阳明，出血如大豆，立已。肾热病者，先腰痛胻痠，苦渴数饮身热。热争则项痛而强，胻寒且酸，足下热，不欲言。其逆则项痛，员员淡淡然。戊己甚，壬癸大汗，气逆则戊己死。刺足少阴、太阳，诸汗者，至其所胜日汗出也。肝热病者，左颊先赤；心热病者，颜先赤；脾热病者，鼻先赤；肺热病者，右颊先赤；肾热病，颐先赤。病虽未发，见赤色者刺之，名曰治未病。热病从部所起者，至期而已，其刺之反者，三周而已。重逆则死。诸当汗者，至其所胜日，汗大出也。"

《难经》根据五行－五脏模型，提出五输穴的四时五脏配穴法及补母泻子法。如六十八难："井主心下满，荥主身热，输主体重节痛，经主喘咳寒热，合主逆气而泄。"七十四难："春刺井者，邪在肝；夏刺荥者，邪在心，季夏刺俞者，邪在脾；秋刺经者，邪在肺；冬刺合者，邪在肾。"六十九难："虚者补其母，实者泻其子。"七十九难："迎而夺之者，泻其子也；随而济之者，补其母也。假令心病，泻手心主俞，是谓迎而夺之者也；补手心主井，是谓随而济之者也。"

（四）在针刺方法方面的应用

《黄帝内经》根据五行－五脏模型，提出针刺是要法天地阴阳、四时五行，并要根据四时不同选择不同的五输穴。如《灵枢·逆顺》："余闻气有逆顺，脉有盛衰，刺有大约，可得闻乎？伯高曰：气之逆顺者，所以应天地阴阳四时五行也。脉之盛衰者，所以候血气之虚实有余不足。刺之大约者，必明知病之可刺，与其未可刺，与其已不可刺也。"《灵枢·顺气一日分为四时》："黄帝曰：愿闻四时之气。岐伯曰：春生，夏长，秋收，冬藏，是气之常也，人亦应之，以一日分为四时，朝则为春，日中为夏，日入为秋，夜半为冬。……黄帝曰：善，余闻刺有五变，以主五输。愿闻其数。岐伯曰：人有五脏，五脏有五变。五变有五输，故五五二十五输，以应五时。……黄帝曰：以主五输奈何？岐伯曰：藏主冬，冬刺井；色主春，春刺荥；时主夏，夏刺输；音主长夏，长夏刺经；味主秋，秋刺合。是谓五变，以主五输。黄帝曰：诸原安和，以致六输？岐伯曰：原独不应五时，以经合之，以应其数，故六六三十六输。黄帝曰：何谓脏主冬，时主夏，音主长夏，味主秋，色主春？愿闻其故。岐伯曰：病在脏者，取之井；病变于色者，取之荥；病时间时甚者，取之输；病变于音者，取之经；经满而血者，病在胃，及以饮食不节得病者，取之于合，故命曰味主合，是谓五变也。"《灵枢·官能》："虚与实邻，知决而通之；左右不调，把而行之；明于逆顺，乃知可治。阴阳不奇，故知起时，审于本末，察其寒热，得邪所在，万刺不殆。知官九针，刺道毕矣。明于五输，徐疾所在，屈伸出入，皆有条理。言阴与阳，合于五行，五脏六腑，亦有所藏。四时八风，尽有阴阳，各得其位，合于明堂，各处色部，五脏六腑，察其所痛，左右上下，知其寒温，何经所在。"

　　还提出不同地区选择不同针灸治疗方法。如《素问·异法方宜论》："故东方之域，天地之所始生也。鱼盐之地，海滨傍水，其民食鱼而嗜咸，皆安其处，美其食，鱼者使人热中，盐者胜血，故其民皆黑色疏理，其病皆为痈疡，其治宜砭石。故砭石者，亦从东方来。西方者，金玉之域，沙石之处，天地之所收引也。其民陵居而多风，水土刚强，其民不衣而褐荐，其民华食而脂肥，故邪不能伤其形体，其病生于内，其治宜毒药。故毒药者，亦从西方来。北方者，天地所闭藏之域也，其地高陵居，风寒冰冽，其民乐野处而乳食，脏寒生满病，其治宜灸焫。故灸焫者，亦从北方来。南方者，天地所长养，阳之所盛处也，其地下，水土弱，雾露之所聚也，其民嗜酸而食胕，故其民皆致理而赤色，其病挛痹，其治宜微针。故九针者，亦从南方来。中央者，其地平以湿，天地所以生万物也众，其民食杂而不劳，故其病多痿厥寒热，其治宜导引按跻，故导引按跻者，亦从中央出也。"

　　还提出针刺的禁忌、注意事项：五禁、五夺、五过，五逆等。如《五禁》："黄帝问于岐伯曰：余闻刺有五禁，何谓五禁？岐伯曰：禁其不可刺也。黄帝曰：余闻刺有五夺。岐伯曰：无泻其不可夺者也。黄帝曰：余闻刺有五过。岐伯曰：补泻无过其度。黄帝曰：余闻刺有五逆。岐伯曰：病与脉相逆，命曰五逆。黄帝曰：余闻刺有九宜。岐伯曰：明知九针之论，是谓九宜。黄帝曰：何谓五禁，愿闻其不可刺之时。岐伯曰：甲乙日自乘，无刺头，无发蒙于耳内。丙丁日自乘，无振埃于肩喉廉泉。戊己日自乘四季，无刺腹，去爪泻水。庚辛日自乘，无刺关节于股膝。壬癸日自乘，无刺足胫，是谓五禁。黄帝曰：何谓五夺？岐伯曰：形肉已夺，是一夺也；大夺血之后，是二夺也；大汗之后，是三夺也；大泄之后，是四夺也；新产及大血之后，是五夺也。此皆不可泻。黄帝曰：何谓五逆？岐伯曰：热病脉静，汗已出，脉盛躁，是一逆也；病泄，脉洪大，是二逆也；着痹不移，䐃肉破，身热，脉偏绝，是三逆也；淫而夺形，身热，色夭然白，乃后下血衃，血衃笃重，是谓四逆也；寒热夺形，脉坚搏，是谓五逆也。"

（五）在推拿手法方面的应用

推拿的手法依其操作部位深浅、力的渗透程度及运动的方向，大体上分为推、拿、按、摩、弹、拨、捏、抖、点、揉等几种基本手法。揉法、摩法、擦法作用的部位在皮毛，力度轻浅，多作环行，影响于肺，故其性属金。推法、抖法作用的部位在经脉，力度略浅，多作直行和散闪，影响于心，故其性属火。拿法、捏法的刺激部位在骨肉，力度在中，多为横向，相对用力或兼向上提拉，对脾起作用，故其性属土。弹法、拨法作用在筋腱，力度略深，多为左右拨动和弹提，影响于肝，故其性属木。点法、按法作用力点在骨，力度最深，多是垂直用力，影响肾脏，故其性属水。凡与此相类似的演化手法皆可依此划分之。

推拿临床操作时并非使用单一的手法，而是按五行－五脏模型的生克关系将几种手法作以配合使用。

1. 相生关系的配伍规律 摩、揉之后施以点、按者为金生水。因为摩、揉活跃了皮部气血，再予点、按可以引皮部气血深入于骨，温补骨髓，补阳、活血、散瘀，故为金生水。这一组合手法适用于治疗肾阴虚和肾阳虚引起的盗汗，腰膝酸软，怕冷，小便不利，癃闭，冷结便秘等。

点、按之后施以弹、拨者为水生木，点、按可以激发骨髓中的阳气，适时地弹、拨经筋，能引阳气达于筋腱，补益其功能，具有祛风、镇痛、补虚的功效，故为水生木。这一手法配伍可用于治疗水不涵木引起的眼疾，也可用于"诸风掉眩""痉证"及现代医学的脑出血、脑血栓、脑肿瘤等引起的缓解期的肢体功能恢复，还可应用于风寒湿引起的顽麻冷痹。一般可选取肝俞、肾俞、委中等穴。

弹、拨之后施以推、抖者为木生火，弹、拨促使经筋的气血运行，然后施以推、抖可使经筋的气血进入经脉，从而促进了经筋的舒展条达、经脉的气血运行，故为木生火，具有补血、散寒、祛湿的功效。这一手法的配伍可以治疗心脏功能紊乱的疾病，适用于心气虚、心阳虚和心阴虚的病人，临床上常表现为心悸怔忡、胸闷气短、自汗、畏寒肢冷、心痛、舌淡胖、苔白滑、脉微细等。

推、抖之后予以拿、捏者为火生土。推、抖活跃了经脉的气血，再予拿、捏的操作可使经脉的气血逐渐静止于肌肉之间，从而补养了肌肉，具有补气养血、通经活络的作用，故为火生土。这一配伍关系的手法适用于治疗脾气虚弱引起的纳少、腹胀、便溏、肢倦乏力及胃下垂和子宫下垂。操作重点可放在中脘、建里、大横、箕门、大包处。

拿、捏之后施以摩、揉手法者为土生金。拿、捏使气血汇聚于肌肉，为摩、揉促进皮部气血的运行提供了条件，具有扶正驱邪、行气解表的功能，故为土生金。这一手法的配伍适用于治疗肺气虚引起的咳喘、胸痛，肺失宣降引起的咳喘憋闷及伤风感冒等。操作时可侧重于中府、云门、风池、肺俞、督脉和足太阳膀胱经部位。

总之，这五种相生关系的配伍手法，前一种手法都为后一种手法创造了条件，增益了后一种手法的效果。依据五行相生关系补益了脏腑功能不足，祛除外邪，偏重于治疗脏腑虚证，并且从理论上讲，只要按这五行顺序操作，对每一脏腑都有养生的作用，对整个人体系统都具有补益祛病的保健作用。

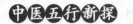

这套手法能纠正脏腑功能不足，从而扶正固本祛邪，临床的关键就在于手法的力度、操作部位及辨证得当。当然也可依据辨证需要，任取几种配伍手法使用。

2. 相克关系的配伍规律 弹、拨手法能促使经筋气血的运行，但易导致气血凝滞于经筋，故弹、拨之后予以摩揉能促进经筋的气血向皮毛部升发，克服了经筋气血的凝滞，故这一组合关系称之为金克木，具有泻肝平阳、祛风燥湿的效果，故临床可用弹、拨肝经有效腧穴并摩揉患野的方法，治疗肝气郁结引起的胸胁或小腹胀闷、灼痛，肝火上炎引起的头晕、胀痛、肋胁灼痛，寒滞肝脉引起的睾丸坠胀冷痛及肝胆湿热胆郁痰扰证。

拿、捏法之后应用弹、拨法使肌肉刺激转向经筋，沟通了肌肉、经筋的气血运行，清除了肌肉瘀血，该配伍关系称为木克土。它具有通泻六腑、理气导滞的作用，故临床可用于治疗寒湿困脾和湿热蕴脾证及肠梗阻和胆道阻塞性疾患。

点、按用力的方向垂直向下，力度探达，可以激发内在的阳气，但单纯的点按又易引起被激发的阳气散失，故点、按之后加入拿、捏以激化肌肉的活力，用后天补先天，使先天之阳不易散失。这种手法配伍称之为土克水，具有补阳祛燥、活血清利的效果。临床可用于治疗膀胱湿热引起的尿频、尿痛、尿急、尿黄证。可点按脾俞、肝俞、膀胱俞、气海、中极、关元，并拿捏上述部位，也可用于治疗小儿五迟症。

推、抖法能活动各个关节，促进经脉气血的运行。但推法是去而不返，抖法是振动气血，故易耗散气血，所以推、抖之后加入点、按可以使气血流行的速度减缓而趋于汇聚，不致耗散。这种手法的配伍称之为水克火，具有活血祛瘀、平降心火的功能。故临床上可用于心火亢盛引起的心胸烦热、夜不成眠、舌尖红绛、目赤口渴诸症及小肠实热证见心火热炽，小便赤涩灼痛。临床操作可向心性推、抖手三阴、手三阳经脉及足三阴、足三阳经脉，并点、按心俞、肝俞、膈俞、涌泉、膻中、气海、关元、中极等穴。

摩、揉作用于表皮部位，可以活跃营卫之气，但因其部位表浅，所以营卫之气易从浅表散失，而内部气血未能及时充达皮毛，因此摩、揉之后施以推、抖之法可以促进脉部的气血充达于皮毛，补充散失的营卫之气，这种配伍关系称之为火克金，可以导肺泻热，疏通经脉，临床上可用于风寒袭肺证及风热犯肺证。操作时，可摩、揉肩背肺野，推风池、大椎、风门、肺俞、肝俞一线。

总之，按五行－五脏模型相克关系的手法配伍可以克服先施手法的缺点，使手法的效果更臻完善，它侧重于治疗脏腑实邪，对整个人体系统具有抑元协调的作用。

根据以上的论述，依据辨证和辨病相结合的原则，就可在临床上灵活应用而获桴鼓之效。①②③

第二节　五行－五脏模型在养生中的应用

养生其实有三个目的：第一当然是健康，第二是快乐，第三是智慧。其实中国的传统文化，从某种意义上来说都是在讲养生，都是在讲追求一种健康的人生、智慧的人生、快乐的人生，所以我把养生分为四大流派：儒家、道家、佛家、医家。其中，中医是中华养生的主力军，而五行－五脏模型又是中医养生的基础。

以五行－五脏模型为基础的中医养生有两个显著特点，即针对性和系统性。针对性是指审因施养而言。中医养生讲求三因制宜，即因人、因地、因

①　胡秀武．针灸学中五行学说源流及应用研究．长春：长春中医药大学，2013

②　张有俊．中国按摩大全．天津：天津大学出版社，1991

③　孙龙军．推拿手法的五行分类及临床应用举隅．中国自然医学杂志，2001（4）

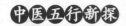

时而养，其中，因人而养又可分为辨体施养、辨病施养、辨证施养。系统性是指形神兼养，五脏同调，多法并举。针对性是对五行－五脏模型中的不同系统而言，系统性是对五行－五脏模型协调统一关系而言。

《小窗幽记》《菜根谭》《围炉夜话》被并称为修身养性的三大奇书，从问世以来一直备受推崇。其中，《小窗幽记》一书提出的"宠辱不惊，肝木自宁；动静以敬，心火自定；饮食有节，脾土不泄；调息寡言，肺金自全；怡神寡欲，肾水自足"，更是紧紧抓住了五行－五脏模型的灵魂，充分体现了中医养生乃至中华养生的精髓，足可作为我们的养生要略。

一、宠辱不惊，肝木自宁

（一）木形之人，足厥阴佗佗然

《灵枢·阴阳二十五人》载："木形之人，比于上角，似于苍帝。其为人苍色，小头，长面，大肩背，直身，小手足，好有才，劳心，少力，多忧劳于事。能春夏不能秋冬，感而病生，足厥阴佗佗然。大角之人，比于左足少阳，少阳之上遗遗然。左角之人，比于右足少阳，少阳之下随随然。钛角之人，比于右足少阳，少阳之上推推然。判角之人，比于左足少阳，少阳之下栝栝然。"

由此可知，木形之人，语音多短直细小，多呈现东方地域人的特点，其体形特征是肤色多偏青色，头部小，多长脸，肩背宽大，身材笔直挺拔，手足小；其举止体力不强，温文尔雅；其心理特征是多有才能，容易劳心伤神，常常内忧、外劳于事物；其时令适应力表现为能耐受春夏的温热，不能耐受秋冬的寒凉，秋冬季容易感受病邪而发病；其经脉隶属于足厥阴肝经。其性格特征，禀木气之全者为柔美而安重；而禀木气之偏者有四，分为左右上下：大角之人，类属于左侧足少阳胆经之上，多谦让、从容自得；左角之人，类属于右侧足少阳胆经之下，多顺从随和；钛角之人，类属于左侧足少阳胆经之上，此种人多积极进取；判角之人，类属于左侧足少阳胆经之下，此种人多正直不阿。

（二）肝者，将军之官，谋虑出焉

《素问·灵兰秘典论》云："肝者，将军之官，谋虑出焉。"肝被喻为一个国家的将军，主管军队，是力量的象征。将军职责一是对外率兵打仗，运筹帷幄，御敌卫国；二是对内与宰相相配合，辅佐君主，镇守朝纲。肝为将军，辅肺助心，参与心神活动，又率卫固表，故谋虑非肝不主。肝失谋虑则常常表现为烦躁易怒、感情用事、易激动，甚至表现为打人毁物等有勇无谋的狂妄行为；或为不能动脑筹谋策划，言语、动作反应迟钝，甚则痴呆等。

肝脏的生理特征和功能归纳起来主要有三方面。

第一，肝主疏泄。疏泄，即传输、疏通、发泄。因为肝脏属木，就像春天的树木，主生发。它把人体内部的气机生发、疏泄出来，使气息畅通无阻。气机如果得不到疏泄，就称作"气闭"，气闭就会引起很多的病理变化，譬如出现水肿、瘀血，女子闭经等。除了疏泄气机，肝还有疏泄情志的功能。人的七情六欲、七情五志，也就是喜、怒、哀、乐等，这些情志的舒发也是靠肝起作用。现代人最容易犯的一种毛病，可以说是一种"流行病"，就是郁闷。郁闷就是因为肝气没有疏泄出来。这时通常的一个表现就是愤怒，情志积压过多，一旦宣泄出来，最明显的表现就是"愤怒"。所以说肝主怒，而动怒往往是将军的表现。同时肝还疏泄"水谷精微"，就是人们吃进去的食物变成营养物质，靠肝把它们传输到全身。所以肝主疏泄包括这三个方面。

第二，肝藏血。中医认为，心主血，肝藏血，肝是储藏血液的一个仓库，是调节外周循环血量的血库。因此，肝血不护养的话，人的精气就会不足。因为"精"从广义上来说，包括了血。

第三，肝主筋膜。筋膜，就是人体上的韧带、肌腱和关节等。筋性坚韧刚劲，对骨节、肌肉等运动器官有约束和保护作用。筋膜正常的屈伸运动，需要肝血的濡养。肝血充足则筋力劲强，使肢体的筋和筋膜得到充分的濡养，肢体关节才能运动灵活，强健有力；肝血虚衰亏损，不能供给筋和筋膜以充足的营养，那么筋的活动能力就会减退，筋力疲惫，屈伸困难。肝体阴而用阳，所以筋的功能与肝阴肝血的关系尤为密切。年老体衰的人肝血衰少时，筋膜失其所养，所以动作迟钝，运动失灵。许多筋的病变都与肝的功能有关。如肝血不足，血不养筋，或者热邪炽盛灼伤了肝的阴血，就会引起肝风内动，发生肢体麻木、屈伸不利、筋脉拘急，严重者会出现四肢抽搐、手足震颤、牙关紧闭、角弓反张等症状。

（三）怒伤肝，悲胜怒

怒，是因遇到不符合情理或自己心意的事情而心中不快，甚至愤恨不平的情绪表现，缘其气机紊乱不畅而起，怒后又可引起气机上逆即升发太过，且怒象忽发忽止，颇有木之象，故属木而配属于肝。惊，是在不自知的情况下突然遇到非常之事，精神骤然紧张而骇惧的情绪表现，因其易导致气机紊乱使木之条达异常，又具突然性而类风象，故属木而主于肝，《素问·举痛论》云："惊则气乱。"悲胜怒，因悲为肺志而肝主怒，故利用二者在五行属性中肺金制约肝木的关系，针对因肝气郁结、愤怒不快而致的情志病证，医者为病人造成一种人为的悲戚感，以悲化怒，达到治疗目的的一种疗法。诚如翁寿承在《吴医汇讲》中所说："肝为木脏，欲散而苦急。经曰：'肝气虚则恐，实则怒。'又曰：'怒则气上。'夫以将军之官，至刚之脏，复以愤怒而助其气，急也，非散也，故曰伤也。若夫悲者，有所哀痛而然也。经曰：'悲则气消。'则当气逆之时，适以此消气者值之，谓之曰胜，谁曰不然。"

又如《筠斋漫录》："杨贲亨，明鄱阳人，善以意治病。一贵人患内障，性暴多怒，时时持镜自照，计日责效，屡医不愈，召杨诊之。杨曰：目疾可自愈，第服药过多，毒已下注左股，旦夕间当暴发，窃为公忧之。贵人因抚摩其股，日以毒发为悲，久之目渐愈，而毒亦不发。以杨言不验，召诘之。

杨曰：医者意也，公性暴善怒，心之所属，无时不在于目，则火上炎，目何由愈？我诡言令公凝神悲其足，则火自降，目自愈矣。"此案确实神效，如医以药治之，恐非易治。

（四）角为木音通于肝

角音优美，圆长通澈，廉直温恭；闻角音，使人恻隐而爱人。以 3（mi）为主音的角调式音乐，属木主生。木性喜条达，有生发的特性，象征着春季。欣赏角调式音乐，可促进全身气机展放，养肝畅气，疏通经脉，提神醒脑。角为肝之音，过怒伤肝，可用角音的悲伤哀痛使之息怒，以治过怒。

代表曲目有：《玄天暖风－角调阳》《碧叶烟雨－角调阴》《江南好》《春风得意》《庄周梦蝶》《江南竹丝乐》《花儿为什么这样红》，以及克莱德曼的现代钢琴曲等。

（五）养肝木的四个方面——情志、睡眠、饮食、劳作

第一，情志。肝疏泄气机、疏泄情志。如果一个人经常发怒，肯定会影响到肝。当肝气郁结时，人就容易感觉郁闷，抑郁症就会接踵而至。所以平时，每个人都应该注意保持情绪的稳定，遇事不要太激动，尤其不能动怒，因为怒则伤肝。如果肝气过旺的话，中医称作肝火上炎，容易诱发高血压。高血压患者一定要注意保养肝气，保持情绪稳定，保持一种平和的心态，好激动、爱发火，很容易诱发脑卒中、脑梗死。如果情绪不稳定又有肝气虚的情况，就会引起虚脱。所以，养肝的第一要素就是保持情绪的稳定。陶渊明有一首著名的诗："纵浪大化中，不喜亦不惧。应尽便须尽，无复独多虑。"其意是说不管遇到什么样的风浪，什么样的变化，只要心静下来，不要过喜也不要恐惧，不要计较得失，该舍去便舍去，就可以"采菊东篱下，悠然见南山"，这正是宠辱不惊的境界。

第二，睡眠。《黄帝内经》载"人卧则血归于肝"，意思是当人睡着时，体内的血就会归到肝里面。肝的功能之一就是藏血，所以人养肝就要多注意

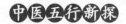

休息，而且是卧下休息，要有好的睡眠。中医认为，亥时（晚上9点到11点）应该入睡；到子时、丑时，就应该进入深度睡眠，因为子时（半夜）走的是胆经，丑时（凌晨的1点到3点）走的就是肝经。所以这个时候人们一定要卧床休息，进入深度睡眠。

第三，饮食。饮食要清淡，尽量少吃或不吃辛辣、刺激性食物，这些食物会损伤肝气，直接影响到肝。譬如生姜、辣椒这些东西要尽量少吃，多吃新鲜蔬菜、水果，不暴饮暴食或饥饱不匀。如果想养肝血，可以吃枸杞、当归、阿胶等。春气通肝，春季易使肝旺。肝开窍于目，若肝血不足，则易使两目干涩，视物昏花。所以中医有一句话："春令进补有诀窍，养肝明目是首要。"可以喝丹参黄豆汤，把丹参洗净放砂锅中，黄豆洗净用凉水浸泡1小时，捞出倒入锅内，加水适量煲汤，至黄豆烂，拣出丹参，加蜂蜜调味更好。也可以喝猪肝枸杞子汤、枸杞红枣鸡蛋汤等。不偏食不偏饮也很重要，保持五味不偏；食物中的蛋白质、糖类、脂肪、维生素、矿物质等要保持相应的比例；少饮酒，肝代谢酒精的能力是有限的，所以多喝酒必伤肝。

第四，劳作。不要过度疲劳。《黄帝内经》提到"肝为罢极之本"，就是说肝是主管疲劳的，或者说是耐受疲劳的。肝气足，就耐受疲劳；肝气不足，就容易觉得疲劳。所以不要经常疲劳工作，也不要疲劳运动，疲劳会有损肝。在春季开展适合时令的户外活动，如散步、踏青、打球、打太极拳等，既能使人体气血通畅，促进吐故纳新，强身健体，又可怡情养肝，达到护肝保健的目的。服饰要宽松，宽松衣带，披散头发，形体得以舒展，气血不致淤积，肝气血顺畅，身体必然强健。

二、动静以敬，心火自定

（一）火形之人

《灵枢·阴阳二十五人》载："火形之人，比于上徵，似于赤帝。其为人赤色，广䏶，锐面小头，好肩背髀腹，小手足，行安地，疾心，行摇，肩背肉满，有气轻财，少信，多虑，见事明，好颜，急心，不寿暴死。能春夏不能秋冬，秋冬感而病生，手少阴核核然。质徵之人，比于左手太阳，太阳之上肌肌然。少徵之人，比于右手太阳，太阳之下慆慆然。右徵之人，比于右手太阳，太阳之上鲛鲛然。质判之人，比于左手太阳，太阳之下支支颐颐然。"

由此可知，火形之人语音多尖而破，多呈现南方地域人的特点，其体形特征是肤色偏红色，脊背肌肉宽厚，面部上小下大，脸型多尖削，肩背髀腹粗壮，身材丰满，轮廓曲线柔和，手足小；其举止走路稳健，行走速度较快，急行时摇肩；其心理特征是一般不看重钱财，缺乏自信，善于思考，明白事理，颜面红润有光泽，性格急躁，寿命短，容易暴亡；其时令适应力表现为能耐受春夏的温热，不能耐受秋冬之寒凉，秋冬季节易受邪气的侵袭而发病；其经脉隶属于手少阴心经。其性格特征，禀火气之全者为人老实、实事求是；而禀火气之偏者分为左右上下四类：质徵之人，类属于左侧手太阳小肠经之上，多光明磊落；少徵之人，类属于右侧手太阳小肠经之下，多乐观、喜悦、喜出望外；右徵之人，类属于右侧手太阳小肠经之上，多慓悍迅捷，不甘落后；质判之人，类属于左侧手太阳小肠经之下，多怡然自得、无忧无虑。

（二）心者，君主之官，神明出焉

《素问·灵兰秘典论》云："心者，君主之官，神明出焉。"心就是君主，是最高位的皇帝。心掌管人体最重要的东西就是人的"神明"，也就是精神意识思维活动。人身三宝精、气、神，其中的神就是由心来主管，神明在人身中是最最重要的，神可以主宰精和气，当然五脏都有神，但心神是老大，位置最高。神明活动需要血液以濡养，故心主血脉是心藏神的功能基础。心血充足，则精神振奋，神志清醒，思维敏捷，语言流利，动作矫健。若心血亏虚，轻则失眠、多梦、健忘、神志不宁或反应迟钝；重则谵狂，神志昏迷，不省人事。

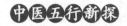

（三）喜伤心，恐胜喜

喜，是因事遂心愿或自觉有趣而心情愉悦的表现，因其活泼而显露于外，故有火之机动、活泼、炎上之象，属火而配属于心。恐胜喜，因喜为心志而恐为肾志，故借用水制火的相胜关系，对于过喜伤心、狂笑无度、神志失常的病证，人为地使病人产生恐惧心理，从而达到治疗目的。如张子和《儒门事亲》载："昔庄先生治一人，以喜乐之极而病者。庄切其脉，为之失声。佯曰：吾取药去。数日更不来。病者悲泣，辞其亲友曰：吾不久矣。庄知其将愈，慰之。诘其故，庄引《素问》曰：惧胜喜。"

又如《冷庐医话》有一则病案："明末高邮袁体庵，神医也。有举子举于乡，喜极发狂，笑不止，求体庵诊之，惊曰：疾不可为矣，不以旬数矣，宜急归，迟恐不及矣。道过镇江，必更求何氏诊之，遂以一书寄何，其人至镇江而疾已愈，以书致何，何以书示之曰：某公喜极而狂，喜则心窍开张，不可复合，非药石之所能治，故以危言惧之以死，令其忧愁抑郁，则心窍闭，至镇江当已愈矣。"《儒林外史》中范进中举的那一段亦合于此："原来新贵人欢喜疯了，胡屠户凶神似的走到跟前，一个嘴巴打将过去，却也打晕了，昏倒于地，抹胸口，捶背心，舞了半日，渐渐喘息过来，眼睛明亮，不疯了。"可见，过喜伤心，以致心神浮越而成狂证，需镇之以下，恐则气下，则浮越之气为之所镇，复归于心。

（四）徵为火音通于心

徵音稳重，婉愉流利，雅而柔顺；闻徵音，使人乐善而好施。以 5（so）为主音的徵调式音乐，属火主长。火性温热，其性炎上，心属火，故心阳具有温煦的功能，象征着夏季。欣赏徵调式音乐，可促进全身气机的升提，调节心脏功能，有助于气血运行。徵为心之音，过喜则伤心，可用徵音的恐惧治疗过喜。

代表曲目有：《雨后彩虹－徵调阴》《茉莉花》《化蝶》《解放军进行曲》

《狂欢》《山居吟》《步步高》《卡门序曲》等。

（五）养心火的四种方法——养神、按摩、食补、作息

第一，要养神。心主神明，养神就是要心气平和，保持心神的虚静状态。心是离卦，代表心火，这个卦象外面是阳，中间是阴，外边是实的，中间是虚的，表示人要虚心，虚心就是清净，气定神闲。古人是特别注重修心、静心的。陶渊明还有一首非常有名的诗："结庐在人境，而无车马喧。问君何能尔，心远地自偏。采菊东篱下，悠然见南山。山气日夕佳，飞鸟相与还。此中有真意，欲辩已忘言。"

"结庐在人境，而无车马喧"。说的是我们都生活在一个非常嘈杂的世界里，每个人都有很多的途径，都面临着很多的选择；但是，虽然世界很嘈杂，却听不到车马的喧嚣声。是真的听不到吗？不是的，是自己的心很静，就摆脱了外在的干扰。

"问君何能尔，心远地自偏"。问你为什么能达到这样的境界呢？是因为心很遥远的缘故。这个"心远"实际上指的是心很清静、很安宁，显得外在的东西都离自己很遥远。现实是嘈杂的，但只要"心远"、心灵虚静，就听不见外界的喧闹了。

"采菊东篱下，悠然见南山"。名句，指人心灵的乐园。心清静下来了，所以看到的万事万物都是一片美好的景象。

"山气日夕佳，飞鸟相与还"。傍晚，看到山那边的夕阳落下了，这个时候的陶渊明由于心很静，所以非常欣赏这一片晚景，觉得这片风景是最好的；飞鸟纷纷回归处所，暗指我们每个人的人心也要回到自己该去的地方，飞往那个清净的地方。

这首诗是陶渊明以自己的心境感受晚景的无限美好，可说是"夕阳无限好，晚霞别样红"。同样描写晚景的唐代诗人李商隐就觉得，"夕阳无限好，只是近黄昏"，情绪就比较消沉。所以，养神就是要清心、要修心，要动作岸

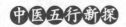

然敬重，心平气稳，这正是动静以敬的境界。

第二，"精神内守法"，既是说要内守住神气，又是说精和神二者要互相修炼。肾藏精，心藏神，所以要修炼心肾，达到心肾相交。有一种非常实用的方法：就是按摩两个重要穴位——手厥阴心包经的劳宫穴和足少阴肾经的涌泉穴。这两个穴位互相搓揉、按摩能起到心肾相交的作用。劳宫穴取穴很简单，伸手握拳，中指扣到的地方就是劳宫穴。劳宫穴是心包经上的穴位，所谓"心包"，就好像是在心的外面保护它的包膜，它可以"代君受邪"，在邪气侵犯心的时候，它出来保护，先被侵犯。涌泉穴位于脚底，如果把脚板分成三份的话，它基本在前三分之一和后三分之二之间的位置。顾名思义，它就像泉水涌出来一样，涌泉穴就是肾经出入的地方。劳宫穴与涌泉穴互相摩擦，用右手的劳宫穴去搓左脚的涌泉穴，搓揉到温暖发热为止，反过来，用左手的劳宫穴对着右脚的涌泉穴去搓揉，时间最好是子、午、卯、酉四个时辰，这样，可以达到心肾合炼的目的。如此可以改善失眠，因为失眠是心肾不交，可以在临睡前这样两穴相搓，直至发热，心肾相交了，就睡得踏实了。

第三，食物补养。如果心气不足，可以吃一点人参、黄芪。如果你心阴不足，可以吃一点桂圆、大枣、莲子等。

介绍几种食物的吃法：桂圆，有益心脾、补气血、安心神的用途，可用桂圆肉泡茶常饮，或煮桂圆粥食用；酸枣仁，可以宁心安神，可以配合桂圆肉和茨实，煮汤后睡前服食，对心血不足型心悸颇有裨益，也可单用酸枣仁15克，捣碎后同粳米煮粥食；莲子，先磨粉，每晚取莲子粉50克，桂圆肉30克，同粳米50～100克煮成稀粥，然后加入冰糖适量，临睡前服食1小碗。或用干莲肉50克，桂圆肉30克，冰糖少许，一同煎服。人参可用3克，切片，每天泡茶饮，适宜心气虚弱、产后病后体虚之人心功能不全而心悸时食用。肉桂，可选用桂枝10克，炙甘草6克，煎水代茶频饮，此法适宜心气虚弱型心悸者服用。黑木耳，性平，味甘，有滋阴、养胃、活血、润燥的作用，清代王孟英认为它能补气活血，根据现代医学研究，黑木耳是天然的抗凝剂，能防治动脉硬化、冠心病、高血压和高脂血症，因此，凡心血管疾病导致的心悸者宜经常服食。银耳，性凉，味甘淡，能滋补健脑、益肺强心，是一味扶正强壮剂，是心气不足和心血不足者常用的食疗品，与红枣、莲子等一同炖服，最宜神经衰弱、肺源性心脏病人见心悸者早晚空腹食用。灵芝，性平，味甘，有治疗虚劳的作用，心气不足，包括冠心病、神经衰弱、心律失常、体质虚衰等，可以经常食用；茯苓，性平，味甘淡，有宁心安神的作用。另外，心血不足还可以服食菠菜、阿胶、松子仁、当归、何首乌等；心气不足还宜服食党参、黄芪、太子参、蜂蜜、西洋参、炙甘草、羊心、牛心等。

第四，注意午时的休息。因为心活动最活跃的时候是在午时，也就是上午的 11 点到下午的 1 点。午时是阳气上升的最高点，午时过后，阳气就下降，阴气渐升。阳气在最高的地方，用太极图表示就是白色最多的位置，这时黑色马上就来了，因此，这是阴阳相交合的时候，所以一定要注意休息。如果是练功，这个时候的效果非常好；如果不懂得练功，就午睡，睡好子午觉，就会在阴阳交接的时候保持好心气。

三、饮食有节，脾土安和

（一）土形之人

《灵枢·阴阳二十五人》载："土形之人，比于上宫，似于上古黄帝，其为人黄色，圆面、大头、美肩背、大腹、美股胫、小手足、多肉、上下相称。行安地，举足浮。安心，好利人，不喜权势，善附人也。能秋冬不能春夏，春夏感而病生。足太阴敦敦然。太宫之人比于左足阳明，阳明之上婉婉然。加宫之人，比于左足阳明，阳明之下坎坎然。少宫之人，比于右足阳明，阳明之上枢枢然。左宫之人，比于右足阳明，阳明之下兀兀然。"

可知，土形之人，语音多宽宏如钟，多呈现中原地区人的特点，其体形

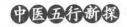

特征是肤色多偏黄色，圆脸，头大，肩背肌肉紧实，身材敦重厚实，腹部较大，股胫部肌肉丰满，手足小，全身肌肉丰满，上下匀称；其举止行路稳重，动作轻；其心理特征为内心较为安定，乐于助人，不看重权势，善于听取他人的意见；其时令适应能力为能耐受秋冬之寒凉，不能耐受春夏之温热，春夏季节易感邪而生病；其经脉隶属于足太阴脾经。其性格特征，禀土气之全者为诚实敦厚；禀土气之偏者有四，分为左右上下：太宫之人，类属于左侧足阳明胃经之上，看上去很和平柔顺；加宫之人，类属于左侧足阳明胃经之下，看上去深沉稳重；少宫之人，类属于右侧足阳明胃经之上，言行圆润婉转；左宫之人，类属于右侧足阳明胃经之下，看上去显得意志坚定。

（二）脾者，仓廪之官，五味出焉

《素问·灵兰秘典论》云："脾胃者，仓廪之官，五味出焉。"《素问·刺禁论》云："脾为之使。"脾的最大功能是主运化，可以运化水液，运化水谷，把吃进去的粮食、水谷精微营养的物质及水液输送给其他的脏器，起到了一个传输官的作用，相当于"后勤部长"。脾的这种传输的作用对生命来说是非常重要的，中医把它称为后天之本。

脾的第二大功能是主升清。脾把食入的粮食进行消化，其中的精华通过脾的"升清"送到心肺而转输到全身，糟粕则排出。脾和胃是互为表里的，"脾胃和"，脾可以把清气往上升，而跟脾相对应的是胃，胃是主降的，脾是主升的，两者共同起着运化升清、降浊的作用。如果升清的功能减弱了，那脾气就会往下降，就会导致胃的下垂、脱肛等。

脾的第三大功能是统血。肝藏血，心主血，而脾统血，血和这三脏的关系最为密切。脾是在中间，起统领的作用。如果脾统血的功能不足，就会导致诸如血崩、血漏或尿血等疾病发生。

脾的第四大功能是主肌肉。肌肉是归脾来主管的，肌肉的营养是从脾的运化吸收而来的。一般而言，脾气健运，营养充足，则肌肉丰盈，所以说

"脾主肌肉"。如脾有病，消化吸收发生障碍，往往人体就会逐渐消瘦。

（三）思伤脾，怒胜思

思指人认真思考问题时的精神状态，是其他情志活动的基础，在七情中占有重要地位，因而属土、归于脾。怒胜思，因肝主怒而脾主思，故利用五行中木克土的关系，对因久思积虑不能自拔的情志病证，有意识地用语言、动作或其他方法激怒患者，怒起思消，其病自愈。

如《吕氏春秋·仲冬纪·至忠》记载："齐王疾痏，使人之宋迎文挚。文挚至，视王之疾，谓太子曰：王之疾必可已也，虽然，王之疾已，则必杀挚也。太子曰：何故？文挚对曰：非怒王则疾不可治，怒王则挚必死。太子顿首强请曰：苟已王之疾，臣与臣之母以死争之于王，王必幸臣与臣之母，愿先生之勿患也。文挚曰：诺，请以死为王。与太子期，而将往不当者三，齐王固已怒矣。文挚至，不解屦登床，履王衣，问王之疾，王怒而不与言。文挚因出辞以重怒王，王叱而起，疾乃遂已。王大怒不说，将生烹文挚。太子与王后急争之而不能得，果以鼎生烹文挚。爨之三日三夜，颜色不变。文挚曰：诚欲杀我，则胡不覆之，以绝阴阳之气？王使覆之，文挚乃死。夫忠于治世易，忠于浊世难。"

又如《续名医类案·郁症》记一病案："一女与母相爱，既嫁母丧，女因思母成疾，精神短少，倦怠嗜卧，胸膈烦闷，日常恹恹，药不应。予视之曰：此病自思，非药可愈。彼俗酷信女巫，巫托降神言祸福，谓之卜童。因令其夫假托贿嘱之。托母言女与我前世有冤，汝故托生于我，一以害我，是以汝之生命克我，我死皆汝之故，今在阴司，欲报汝仇。汝病恹恹，实我所为，生则为母子，死则为寇仇。夫乃语其妇曰：汝病若此，我他往，可请巫妇卜之何如？妇诺之。遂请卜，一如夫所言。女闻大怒诟曰：我因母病，母反害我，我何思之，遂不思，病果愈。此以怒胜思也。"

再如《儒门事亲·十形三疗》亦有一医案："一富家妇人，伤思虑过甚，二年不寐，无药可疗。其夫求戴人治之，戴人曰：两手脉俱缓，此脾受之也，脾主思故也。乃与其夫以怒而激之，多取其财，饮酒数日，不处一法而去。其人大怒汗出，是夜困眠，如此看八九日不寤，自是而食进，脉得其平"。

可见，思则气结于中，不得疏解，唯得肝之疏泄而能解之。怒则气上，加之于思，则所结之气随肝而泄。然此类情志之病，可解之一时，不可尽愈。情志相胜，解一时之急，后当小心善后，方能无谬。

（四）宫为土音通于脾

宫音明朗，和平雄厚，庄重宽宏；闻宫音，使人温舒而广大。以 1（do）为主音的宫调式音乐，属土主化。土性敦厚，可化生万物，脾属土，故脾具有运化水谷、吸收营养、供养全身的功能，象征着长夏。欣赏宫调式音乐，可促进全身气机的平稳，调节脾胃升降，平和气血，助人入静。宫为脾之音，过思伤脾，可用宫音之亢奋使之愤怒，以治过思。

代表曲目有：《黄庭骄阳－宫调阳》《玉液还丹－宫调阴》《梅花三弄》《阳春》《高山》《流水》《我的祖国》《珊瑚颂》《望星空》等。

（五）养脾土先养胃——饭吃七分饱，夏天重养脾

首先，养脾和养胃要结合起来。因为脾胃是起升清降浊的作用，所以饮食千万不要过饱，过饱之后就增加了脾胃的负担，会引起很多的问题。宴会上推杯换盏，吃得比平常在家里还多，所以尤其是应酬多的人要注意，要养好自己的脾胃，吃得有七八分饱，就不能再吃了，这一点非常重要的。

其次，做一些运动、按摩。适当运动可以帮助"脾气"活动，增强其运化功能。青年人可用仰卧起坐功，在每天起床和入睡前做20～40次。老年人则宜用摩腹功，即仰卧于床，以脐为中心，顺时针用手掌旋转按摩。因为脾胃是在中焦的位置，如果直接按摩脾胃会不舒服，所以可以拍打、按摩位于上面的中丹田（膻中穴）和按摩下面的下丹田。膻中穴和下丹田之间就是脾胃，所以在膻中穴和下丹田两个位置要多做一些按摩。这就是我提倡的"五

心按摩法"，胸心和腹心要经常互相地按摩，也有助于脾胃的调养。

再次，要注意饮食。可以多吃利脾胃、助消化的食物。尤其是夏天，可选用各种粥养益脾胃，如莲子粥：莲子50克，白扁豆50克，薏米50克，糯米100克，煮粥。山药茯苓粥：山药50克，茯苓50克，炒焦粳米250克，煮粥。还可用饮食疗法达到健脾开胃的目的，如用生蒜泥、糖醋少许饭前食，也可用山楂条、生姜丝拌食，还可用香菜、海蜇丝、食盐、糖醋少许拌食等。

需要强调的是，夏天尤其要注意养脾，因为脾位于人体中部，按中医学所划分的季节，有"脾主长夏"之说，通常长夏指农历的六月。这个时候天气炎热，湿热蕴蒸，人容易感觉四肢困倦，精神疲惫。身热气高，人体消耗较大，需要加强脾的护养。人们往往喜欢多食冷饮，生冷食品容易伤脾，造成"脾失健运"，很多人不思饮食、乏力等，通过养脾可以开胃增食，振作精神。另外夏天过后是秋冬季，脾胃功能不好，则易在秋冬季生病。

四、调息寡言，肺金自全

（一）金形之人

《灵枢·阴阳二十五人》载："金形之人，比于上商，似于白帝，其为人白色，小头、小肩背、小腹、小手足，如骨发踵外，骨轻。身清廉，急心静悍，善为吏。能秋冬不能春夏，春夏感而病生。手太阴敦敦然，钛商之人比于左手阳明，阳明之上廉廉然。右商之人，比于左手阳明，阳明之下脱脱然。左商之人比于右手阳明，阳明之上监监然。少商之人，比于右手阳明，阳明之下严严然。"

可知，金形之人，语音多铿锵肃劲，多呈现西方区域人的特点。其体形特征是面呈方形，肤色偏白色，头小，肩背窄，腹部小，手足小，足跟骨大而坚实，多身轻矫健。其心理特征多禀性廉洁，性情略急，能动能静，性格刚悍，善为官吏；其时令适应力为能耐受秋冬的寒凉而不能耐受春夏之温热，

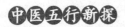

感春夏之邪则易生病；其经脉隶属于手太阴肺经。其性格特征，禀金气之全者表现为坚贞不屈；禀金气之偏者有四，分为左右上下：钛商之人，类属于左侧手阳明大肠经之上，看上去方正廉洁；右商之人，类属于左侧手阳明大肠经之下，看上去很潇洒；左商之人，类属于右侧手阳明大肠经之上，很敏锐，明察是非；少商之人，类属于右侧手阳明大肠经之下，威严而庄重。

（二）肺者，相傅之官，治节出焉

《素问·灵兰秘典论》云："肺者，相傅之官，治节出焉。"宰相是处理国家各种事物的，起治理调节的作用，肺同样也起治理调节的作用。

肺主气，主全身之气。肺不仅是呼吸器官，还可以把呼吸之气转化为全身的一种正气、清气而舒布到全身。《黄帝内经》还提到"肺朝百脉，主治节"，百脉都朝向于肺，因为肺是一人之下，万人之上，它通过气来调节治理全身。

肺主降，主肃降。肺居西边，就像秋天一样。秋风扫落叶，落叶簌簌而下，所以肺在人身当中起到肃降的作用。肃降什么？可以肃降人的气机。肺是肺循环的重要场所，它可以把人的气机肃降到全身，也可以把人体内的体液肃降和宣发到全身各处，肺气的肃降是跟它的宣发功能结合在一起的，所以它又能通调水道，起到肺循环的作用。

肺主皮毛。人全身表皮都有毛孔，毛孔又叫气门，是气出入的地方，直接由肺来主管。当然，呼吸主要是通过鼻子，所以肺又开窍于鼻。

（三）悲伤肺，喜胜悲

悲，是精神烦恼悲哀失望时产生的痛苦情绪，其象如秋扫落叶之凄凉，毫无生机，气机内敛，故属金而主于肺。忧，是对某种未知结果而不愿其发生的事情的担心，以至于形成一种焦虑、沉郁的情绪状态，因其内向而趋于气机之收敛，故属金而配属肺。《素问·阴阳应象大论》云："忧伤肺。"《素问·举痛论》云："悲则气消。"喜胜忧，因喜为心志而忧为肺志，故运用五脏中心火能制约肺金的相互关系，对因悲忧哀痛所致的病证，运用假设喜悦的事情可使患者心情由悲转喜，心境豁达。

如《石山医案·忧》："一人县差，拿犯人以铁索项所犯至县。行至中途，犯则投河而死。犯家告所差人，索骗威逼至死。所差脱罪，未免费财，忧愤成病，如醉如痴，谬言妄语，无复知识。予诊之，曰：此以费财而忧，必得而喜，病可愈也，药岂能治哉？令其熔锡作银数锭，置于其侧。病者见之果喜，握视不置，后病遂愈。此谓以喜胜忧也。"可见，悲忧伤气，气散于外耗，喜则气缓，缓则气不能散，故能克之。

（四）商为金音通于肺

商音思念，慷壮哀郁，惨恻健捷，闻商音，使人方正而好义。以 2（re）为主音的商调式音乐，属金主收。金性清肃、收敛，肺属金，故肺有肃降的功能，象征着秋季。欣赏商调式音乐，可促进全身气机的内收，调节肺气的宣发和肃降，有聚气贮能、宁心静脑的功效。商为肺之音，过忧伤肺，可用商音的欢快使之高兴，以治过忧。

代表曲目有：《晚霞钟鼓－商调阳》《白雪》《长清》《慨古吟》《鹤鸣九皋》《山丹丹开花红艳艳》等。

（五）养肺金要三个坚持——情绪开朗、节奏呼吸、饮食调养

第一，情绪开朗。因为肺气虚容易引起悲伤，而悲伤又会直接影响到肺，所以要戒忧。特别到了深秋时节，面对草枯叶落花零的景象，在外游子与老人最易伤感，使抗病能力下降，致哮喘等病复发或加重。因此，秋天应特别注意保持内心平静，以保养肺气。

第二，注意呼吸。肺是主全身呼吸的一个器官，肺主全身之气，其中一个就是呼吸之气。要通过呼吸吐纳的方法来养肺，怎么呼吸呢？有一种方法：使呼吸节律与宇宙运行、真气运行的节律相符，也就是要放慢呼吸，一呼一吸要尽量地达到 6.4 秒。要经常做深呼吸，把呼吸放慢，这样可以养肺。

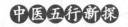
　　《黄帝内经》还介绍了一种呼吸的方法，叫闭气法，就是闭住呼吸，闭气不息七遍，这种方法有助于增强肺的功能。先闭气，闭住之后停止，尽量停止到不能忍受的时候，再呼出来，如此反复七遍。

　　第三，注意饮食的调养。可以多吃一些像玉米、番茄、黄豆、大豆、梨及一般的水果，有助于养肺。秋令养肺最重要，肺喜润而恶燥，燥邪会伤肺。秋天气候干燥，空气湿度小，尤其是中秋过后，风大，人们常出现皮肤干燥、口干鼻燥、咽痒咳嗽、大便秘结等症状。因此秋季饮食应"少辛增酸"、"防燥护阴"，适当多吃些蜂蜜、核桃、乳品、百合、银耳、萝卜、秋梨、香蕉、藕等，少吃辛辣燥热与助火的食物，清淡饮食。

　　此外，中秋后室内要保持一定湿度，以防止秋燥伤肺，还要避免剧烈运动使人大汗淋漓，耗津伤液。

五、怡神寡欲，肾水自足

（一）水形之人

　　《灵枢·阴阳二十五人》载："水形之人，比于上羽，似于黑帝。其为人黑色，面不平，大头，廉颐，小肩，大腹，动手足，发行摇身，下尻长，背延延然。不敬畏，善欺绐人，戮死。能秋冬不能春夏，春夏感而病生。足少阴汗汗然。大羽之人，比于右足太阳，太阳之上颊颊然。少羽之人，比于左足太阳，太阳之下纡纡然。众之为人，比于右足太阳，太阳之下洁洁然。桎之为人，比于左足太阳，太阳之上安安然。"

　　可知，水形之人，语音轻柔缓慢，多呈现北方区域人的特点，其体形特征是肤色偏黑，颜面多有皱纹，头部大，颐部清瘦，棱角分明，肩窄，腹部大，臀部较长，脊背亦长；其举止手足好动，行走时摇身；其心理特征多不卑不亢，善于欺诈，常有杀戮致死；其时令适应力为能耐受秋冬的寒冷，而不能耐受春夏的温热，春夏感受外邪则容易发生疾病；其经脉隶属于足少阴肾经。其性格特征，禀水气之全者，处事不着边际；禀水气之偏者有左右上下四种类型：大羽之人，类属于右侧足太阳膀胱经之上，总是洋洋自得的样子；少羽之人，类属于左侧足太阳膀胱经之下，屈曲而不直爽；众羽之人，类属于右侧足太阳膀胱经之下，洁身自好，就如水一般清澈；桎羽之人，类属于左侧足太阳膀胱经之上，看上去心境安定，有高尚的品德。

（二）肾者，作强之官，伎巧出焉

《素问·灵兰秘典论》云："肾者，作强之官，技巧出焉。"何为"作强"？各家说法不一。我认为"作强"可能跟工匠有关系，肾的"官职"是主管技巧，主管发明创造的。工匠是创造器物的，肾是创造生命的，所以肾就好比是一个创造生命的工匠，它具有创造力，是生命的原动力。

肾藏精。精分为先天之精、后天之精，肾主要是藏先天的精气。精是维持生命的最基本的物质，这种物质基本上呈液态，所以精为水，肾精又名肾水。肾还主管一个人的生殖之精，是主生殖能力和生育能力的，肾气的强盛可以决定生殖能力的强弱，所以养肾是生命的根本。同时，肾是主水的，各种液体、水的东西都储藏于肾，都由肾来升发、运载。

肾主纳气，就是接收气。气是从口鼻吸入到肺，所以肺主气。肺主呼气，肾主纳气，肺所接收的气最后都要下达到肾。

主骨生髓。肾主管骨头的生长，生的是髓，髓主要有三种：脑髓、骨髓、脊髓。肾还主管牙齿，"齿为骨之余"，如果牙齿早早掉落就是肾虚。脑髓不足、骨髓不足都属于肾精不足、肾气不足，所以养肾是非常重要的。

（三）恐伤肾，思胜恐

恐，是机体面临并企图摆脱某种危险而又无能为力时产生的精神极度紧张的情绪体验，由于其发自于内且常引起气机下陷而属水主于肾，故《素问·阴阳应象大论》云："恐伤肾。"《素问·举痛论》云："恐则气下。"思胜恐，因思为脾志，恐为肾志，故借用土制水的相胜关系，对于恐惧伤肾，出现惊惕不安的情志疾病，医生利用看病之机，对病人提出需要久久思考方可领悟的问题，使之有兴趣思考，以达到消除恐惧心理、治愈疾病的目的。

如《晋书·乐广府》记载："尝有亲客，久阔不复来，广问其故，答曰：前在坐，蒙赐酒，方欲饮，见杯中有蛇，意甚恶之，既饮而疾。于是河南（乐广担任河南尹）听事（听事堂）壁上有角（弓），添画作蛇，广意杯中蛇即角影也。复置酒于前处，谓客曰：酒中复有所见否？答曰：所见如初。广乃告其所以，客豁然意解，沉病顿愈。"

又如《续名医类案·惊悸》中有一则医案："卢不远治沈君鱼，终日畏死，龟卜筮数无不叩，名医之门无不造。一日就诊，卢为之立方用药，导谕千万言，略觉释然。次日清晨，又就诊，以卜当十日死，卢留宿斋中，大壮其胆，指菁山叩问谷禅师授参究法，参百日，念头始定而全安矣。戊午过东瀛吴对亭大参山房，言及先时恐惧状，盖君鱼善虑，虑出于肝，非思之比。思则志气凝定，而虑则运动展转，久之伤肝，肝血不足，则善恐矣。情志何物？非世间草木所能变易其性，惟参禅一着，内忘思虑，外息境缘，研究性命之源，不为生死所感，是君鱼对症之大药也。"

以上二案均由于惊恐过激，使气机升降失调，下降过极而不升，精气退却而不能正常布达致病。最终治愈，说明恐惧伤肾之疾病可以用深思的方法解除恐惧心理，从而使疾病消除，以思则气结，气不下流，故能克之。

（四）羽为水音通于肾

羽音抒情，高洁澄净，淡荡清邈，闻羽音，使人整齐而好礼。以 6（la）为主音的羽调式音乐，属水主藏，水性润下，有寒润、下行、闭藏的特性，肾属水，故肾有主闭藏、主水的功能，象征着冬季。欣赏羽调式音乐，可促进全身气机的下降，调节肾与膀胱的功能，有利于贮能，镇定安神。羽为肾之音，过则伤肾，可用羽音的冥思治疗过恐。

代表曲目如：《伏阳朗照－羽调阳》《梁祝》《二泉映月》《汉宫秋月》

《雏朝飞》《草原上升起不落的太阳》《送我一支红玫瑰》等。

（五）养肾水的三个基本方法——节欲、按摩、食补

第一，节欲保精。因为肾主管的是精气。所以人的房事不能过度，要有节制，欲望也不能过多。

第二，按摩。经常按摩下丹田和后丹田，有助于养肾。下丹田是在肚脐以下一寸半的位置，肚脐以下三寸的位置叫关元穴，这几个穴位可以一起按摩，按摩整个下腹部。后丹田是在命门位置，命门穴是肚脐正对的后方，其下相当于前丹田的位置，叫腰阳关穴，这几个穴位要一起按摩。可以一只手在前，一只手在后，下丹田和后丹田一起按摩。

第三，食补。多吃一些补肾食物，如核桃、枸杞、大豆、黑豆、芝麻等，多吃这些的食物，有助于保肾。

《黄帝内经》说，人如果肾气不足的时候要闭气，然后舌头的下面就有一些津液，这些津液太重要了，是"琼浆玉液"，所以一定不能吐掉，是非常宝贵的东西，要把它咽下去，有助于保肾。

同时，还可做叩齿这样的动作，经常叩齿，可以养肾，因为"齿为骨之余"。

还有一个方法，小便时尽量咬住牙齿，肾司二便，此时咬住牙齿也有助于保肾。①

① 张其成．张其成讲读《黄帝内经》：养生大道．南宁：广西科学技术出版社，2008

第六章　对五行－五脏模型的思考

第一节　五行－五脏模型的不足

一、五大功能系统的不足

为什么将人体脏器分为五大功能系统？其主要原因是五行观念的导向作用。从几千年五脏模型的应用情况看，基本符合人体功能系统的划分。然而，如果对《黄帝内经》及后世中医学术作深入的考察则不难发现，《黄帝内经》及历代实际上都对五大功能系统的分类有所补充和修正。

《黄帝内经》在五行－五脏模型确立的同时，就有了不同的分类说，如"九脏""十一脏""十二脏"等，后世还有"十三脏腑"之说。

所谓"九脏"是"神脏五""形脏四"的合称。《素问·三部九候论》说："形脏四，神脏五，合为九脏以应之。"《素问·六节藏象论》亦有此说。"神脏五"指五脏尚无异议；"形脏四"所指则多有争议。《素问·三部九候论》说："九野为九脏。"这里的九脏指三部九候所候之脏，除五神脏外还有胸中、口齿、耳目、头角四形脏。王冰注"形脏四"为角、目、齿、胸中。张志聪注为胃、大肠、小肠、膀胱。另，王冰还在注《素问·气穴论》时首次提出"九形腑"的概念，但未明指，据推测，它与"形脏"的概念大体为一类，均指人体的身形部分。①

_____

① 王洪图.《黄帝内经》研究大成.北京：北京出版社，1997：949

所谓"十一脏",是"五脏六腑"的合称,可称为"十一脏腑",《素问·金匮真言论》:"肝、心、脾、肺、肾五脏皆为阴,胆、胃、大肠、小肠、膀胱、三焦六腑皆为阳"。"五脏六腑"在《黄帝内经》中占主导地位。五脏和六腑是阴阳配合的,但一脏配一腑后仍余一腑,古人认为"三焦"功能特殊,于是单列为"孤腑"。

所谓"十二脏"或"十二脏腑",据《素问·灵兰秘典论》,"十二脏之相使""膻中者,臣使之官,喜乐出焉",似指在十一脏基础上加上"膻中",然而"膻中"在《黄帝内经》中含义不同,或指胸中气海(《灵枢·海论》),或指"心主之宫城",即心包络(《灵枢·胀论》)。另《难经》也有十二脏腑说,即在五脏五腑基础上,加上一腑即三焦、一脏即命门。《难经》认为肾分为二,左者为肾,右者为命门(《难经·三十六难》)。

所谓"十三脏"或"十三脏腑",据王好古说,六脏六腑加上胞腑则为十三脏腑(《此事难知》),而"胞"在《黄帝内经》有三个概念,即尿胞、心包络、女子胞,王好古只将"尿胞"作为"胞腑"。

《黄帝内经》还提出"奇恒之腑"的概念,《素问·五脏别论》:"脑、髓、骨、脉、胆、女子胞,此六者……名曰奇恒之腑。"虽然"奇恒之腑"理论在《黄帝内经》中仅此一见,但颇有意义,为什么提出"奇恒之腑"?王洪图先生认为:"其根本原因就是此六者生理功能与病理变化的特殊性与重要性,不能和肌肉、皮毛、筋膜等同样看待之故。这一点在临床实践中表现得很清楚。"[1] 今有人用功能似脏、形态似腑来解释奇恒之腑,其结果也遇到了问题,因为其理论依据——腑形中空、脏形中实并不能得到证明,因此可见,奇恒之腑及脏腑并不能从形态上来理解,而只能从功能上理解。

综上,可以看出作为人体功能系统,以五脏为核心的五大功能系统分类

---

① 王洪图.《内经》选读.北京:中医古籍出版社,1986

虽是主流，但仍有一些系统如三焦、命门、奇恒之腑等难以归入五脏系统之中，表明将人体功能系统仅分为五类是不足的。那么究竟分几类可满足呢？是不是分六类（如六腑、六种奇恒之腑）或七类、八类……对此的判断标准首先是临床实践，从临床实践看，占主导地位的五脏分类还是行之有效的，这一点从两千多年的中医医疗活动和效果上可以证明。其次要从"模型"的特征上去思考，一切"模型"都是有缺陷的，都不能完全等同于原型，至今为止，只有用 206 块骨头构成的人的骨骼模型最接近于人的自然尺度（原型），而五脏模型只是一种功能模型。从实际情况看，人体的功能是复杂的，将人体功能作"五"的分类当然只是一种粗略的分法，然而，即使作"六"的分类、"七"的分类甚至更多的分类，也同样不能完全等同于人体生命功能原型。因此那种试图在"五行"基础上作添加或减少以修正"五行"模型的努力，都将是不会成功的，其根本原因就在于人是一个异常复杂的生命体，是一个非线性的自组织结构，而仅用一个简单模型去描述或归纳这个复杂的生命体的一切功能现象，一切生理、病理现象，都将是不足的。虽然如此，但事实证明五行－五脏模型比起四类（四行四时）、六类（六腑）、八类（八邪）等模型，还是最优化的选择。

历代医学家采用一个巧妙的办法来弥补五类的不足，那就是在五脏原有功能基础上增加一些功能，如金元四家的肝肾"相火"说，张介宾的"肺为气之主，肾为气之根"说，李中梓的"肾为先天本，脾为后天本"说，汪昂"肺为水之上源"说，柯琴"脾为生痰之源，肺为贮痰之器"说，石芾南"肺主出气，肾主纳气"说等，均是对五脏功能的补充发展，从而维持了五脏模型分类原则。

二、五行之间关系的不足

根据五行之间相生相克原理，《黄帝内经》提出了五脏生克乘侮的关系原则。依据相生原理，肝木生心火，心火生脾土，脾土生肺金，肺金生肾水，肾水生肝木。依据相克原理，肝木克脾土，脾土克肾水，肾水克心火，心火克肺金，肺金克肝木。相生相克相互作用，循环不止，维持人体生理的动态平衡。相乘和相侮则是一种病理反应。《素问·五运行大论》说："气有余，则制己所胜而侮所不胜；其不及，则己所不胜侮而乘之，己所胜不轻而侮之。"说明相乘是一种过分的相克，相侮是一种反克。它们发生在两种情况下：一是本脏太盛，则对所胜（即我克者）过分相克，这是相乘；或对所不胜（即克我者）产生一种反克，这是相侮。二是本脏太衰，则所不胜（即克我者）过分克之，为相乘；或不能克所胜（即我克者），而反而被它反克，为相侮。

相生相克与相乘相侮较形象地说明了五脏之间的正常和异常关系，然而仅这几种关系是难以说明人体五大功能系统之间的复杂关系的。换言之，五行关系是不足的，这一点从临床实践和中医学术的发展中可以证明。在临床实践中因常常出现了五行生克乘侮不同甚至完全相反的情况，于是历代医家对五行的关系加以补充和修改。主要提出以下有创见的理论。

1. 君火相火论。金元四大家对"相火"多有发挥，如刘完素认为相火即"相行君命"而言，藏于肝、肾、心包、三焦诸脏腑；张从正认为相火多藏于肝、胆；李杲认为相火位于下焦；朱震亨认为相火主要发源于肝、肾二部。君火（心火）与相火（肝肾之火）存在互动关系，心火动则相火亦动，心火宁静则相火以位；心火不宁，则相火妄动。

2. 乙癸同源论。李中梓《医宗必读》提出"乙癸同源，肝肾同治"说，乙、癸指肝、肾，因为肝肾同居下焦，肝藏血，肾藏精，精血之间存在着相互滋生和转化的关系。肝主升，肾主藏，二者又有相互制约的关系。

3. 五脏之脾胃论。明代周慎斋在《慎斋遗书》中提出每一脏皆有脾胃和肾的观点，认为"心之脾胃，肝之脾胃，肺之脾胃，肾之脾胃，脾胃之脾

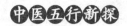

胃……五脏皆病，脾虚致然也"，又认为肾为先天五脏之始，脾胃为后天五脏之成。"百病皆由胃气不到而不能纳肾"所致，每一脏都有类似脾胃与肾的功能。

4. 金水相生论。张介宾提出"肺为气之主，肾为气之根"，汪昂认为"肺为水之上源"，石南指出"肺主出气，肾主纳气"，都说明肺金与肾水有着相互依存、相互生成的关系。

5. 脾胃心肾滋化论。傅山在《傅青主女科》中提出"胃土非心火不能滋，脾土非肾水不能化"，说明胃土可以得到心火滋助，脾土可以得到肾水的化生。

6. 肝脾相助论。张锡纯《医学衷中参西录》提出"肝脾者，相助为理之脏也"，认为肝木与脾土可以相互资助。又说"非脾气之上行则肝气不升，非胃气之下行则胆火不降"，说明脾胃之气可以生成、助长肝胆之气。

从以上论点再结合医家的其他临床经验，可以看出五行关系除了相生相克、相乘相侮之外，至少还有以下几种。

1. 反生。即母生子变成了子生母，母子顺生关系变成了姐妹互生关系。如"金水相生"论认为肾水还可以生肺金。"乙癸同源"论认为肝木还可以生肾水。

2. 自生。即自己生长自己。如"五脏之脾胃"论认为脾胃当中有脾胃，可以相滋生。

3. 反克。即主克仆变成仆克主。这是生理范围内的反克，而不是病理范围内的相侮。"君火相火"论认为心火与肝肾之火可以互动，既相生又相克，就心火与肾火而言，心火可以克制肾水之火。

4. 自克。即自己克制自己。"五脏之脾胃"中脾胃之脾胃，既有自生关系，又有自克关系。

5. 生变克，克变生。即生克转变，相生关系转变为相克关系，相克关系转变为相生关系。如"脾胃心肾滋化"论，就肾水化生脾土而言，原本脾土克肾水，可转变为肾水生脾土。"肝脾相助"论认为肝木与脾土可以相生，而原本则是肝木克脾土。

6. 生中有克，克中有生。即在生助的同时有克制，在克制的同时有生助，陈士铎说："肾生肝，肾之中有火存焉，肾水干枯，肾不能生肝木矣。"（《石室秘录》）肾水生肝木的同时，肾中的火又不能生助反而克制肝木。何梦瑶说："人但知生之为生，而不知克之为生，心火偏旺，则克肺金，若肾水充足，则火有所制，不但不克金，且温脾以生金，余脏同此论之。"（《医碥》）心火克制肺金的同时又能生助肺金。"生中有克，克中有生"与"生变克，克变生"有一定区别，前者是生克同时存在，后者是生克转变后不同时存在。

7. 互藏。即每一脏都蕴含有五脏（包括自己和其他四脏）的信息和功能。这一思想其实在《黄帝内经》中已有萌芽，如《灵枢·阴阳二十五人》从体质学上将人分为五行，每一行又分五型。《素问·阴阳别论》说："凡阳有五，五五二十五阳。"唐初杨上善解释说："五脏之脉于五时见，随一时中即有五脉，五脉见时皆有胃气，即阳有五也。五时脉见，即有二十五阳数者也。"（《黄帝内经太素·阴阳杂说》）说明每一时皆有五脏脉，五脏脉见时皆有胃气。明代张介宾解释："所谓凡阳有五者，即五脏之阳也。凡五脏之气，必互相灌濡，故五脏之中，必各兼五气，此所谓二十五阳也。"张介宾还在解释《灵枢·阴阳二十五人》时说："第人皆知五之为五，而不知五者之中五五二十五，而复有互藏之妙焉。"明确提出"互藏"概念。明代周慎斋的"脾胃之五脏""肾之五脏"则提出脾胃和肾各自互藏五脏的观点。清代何梦瑶《医碥·五脏生克说》："知五脏各具五行，则其关涉之故，愈推愈觉无穷，而生克之妙，不愈可见哉。"

从反生、自生、反克，到生转克、克转生，生中有克、克中有生，再到互藏，表面上看是五行－五脏关系的增加和发展，实际上却隐含了对原定五行生克关系的部分否定，既顺生又反生，既顺克又反克，是对五行顺生、顺克说的一种补正，表面上看有矛盾，实现上反映人体关系的复杂性、非线性现象，仅用原来生克两种关系是远远不够的。总结五行－五脏的关系至少有顺生、顺克、反生、反克、自生、自克、生变克、克变生、生中有克、克中有生、一脏含藏五脏等十一种关系。然而五脏之间关系是十分复杂的，即便是这十一种关系，也难以全面精细地反映五脏之间的复杂性关系。

杨学鹏比较了五行关系与物理定律后认为：物理定律往往只涉及几个变量，一般只涉及两三个变量，而五脏中每一脏都具有多变量。物理定律处理的是简单的因果关系，往往根据实验列出一个微分方程。五行生克是多元、多变量、非线性关系。五行的复杂性还不止于此，影响五脏的还有自然方面、社会方面、生活方面、精神方面等诸多因素。五行的控制变量既复杂又繁多，或者说五行背后的"隐变量"远远超过五行自身的变量，而且这些变量很难精确定量，仅能模糊估计。因此，要写出五行的微分方程是不可能的[①]。的确，五脏系统是一个多元、多变量、非线性的系统，不仅状态分叉多，而且细微的影响可以立即进入另一个分叉，五脏的确定性是通过随机性表现的，具有不可预测性。因此无论是"五"的分类还是五行之间的各种关系最终都是不足的。

第二节　对五行－五脏模型的反思

一、模型与原型：中西医的本质区别

中西医的本质区别是思维方式的区别，具体表现为中医采用"模型"的

---

① 杨学鹏．阴阳五行．北京：科学出版社，1998：401－402

思维方式，西医采用"原型"的思维方式。

就西医而言，生理学、病理学、治疗学等均从解剖物质实体即人体原型出发。西医解剖学主要阐明人体各系统器官的形态、结构、位置和毗邻关系，将人体分为器官、组织，进而用显微镜观察其微细构造。又按功能将人体器官分为运动系统、感觉系统、神经系统、脉管系统、内分泌系统……人体内脏被分为消化系统、呼吸系统、泌尿系统、生殖系统等。

生理学认为任何一种生理过程都有它的物质基础，离开了生命物质，就不可能存在任何生命现象。现在已经知道：主使遗传有脱氧核糖核酸（DNA）分子；促进生化反应，有各种酶系统；代谢过程的调节，有"调节讯号"和"诱导因子"等物质参与；控制分化，有特殊的激素，能量是以"能量货币"——ATP（三磷酸腺苷）的形式保存和使用；神经传导也是通过神经细胞的化学过程而成为可能[1]。西医和现代生命科学从物质结构层面将人体生物还原成分子生物结构，并可望在近几年内提前完成人类基因组计划。

中医则采用"模型"的思维方式，即依据一种抽象出来的理想模型——阴阳五行模型，从功能虚体出发，建构人体生命体系。中医五脏——心、肝、脾、肺、肾，并不等于西医的心脏、肝脏、脾脏、肺脏、肾脏，不是脏器实体，而是指心功能系统、肝功能系统、脾功能系统、肺功能系统、肾功能系统。"心""肝""脾""肺""肾"只不过是这五个功能系统的符号、代码。五脏符号可以统领人体其他相关功能的器官、组织。中医理论说"肺与大肠相表里""心开窍于舌，其华在面"，这在西医看起来莫名其妙，依照西医的观点，肺属呼吸系统，大肠属消化系统，两者风马牛不相及。中医则认为，肺与大肠，心与舌、面等有相同的功能、属性，所以分别归入肺系统、心系

---

① 梁祖霞. 生命之谜. 成都：四川教育出版社，1994：7

统。可见中医注重的是功能，而不是实体。

中医藏象是模型，西医脏器是原型。藏象模型是对脏器原型的模拟，因而藏象不可能完全依据脏器实体。

有人认为，古代医家是不自觉地、无意识地、自发地、身不由己地通向一个思维模型[①]。这种观点值得商榷。笔者认为从"原型"转化为思维"模型"，是中国人的思维偏向与早熟的"思维模型"共同作用的必然结果。

中国人早期就有一种注重动态功能、轻视实体结构的思维偏向。在医疗实践中发现有的脏器虽然形状不同、结构上没有联系，但却有相同的功能或性质，于是就将它们归为一类。如心脏跳动，脉搏也跳动，而从舌头和面色上又可反映心的情况，故将它们归为一类。

藏象模型的特征是：重整体关系，轻个体分析；重动态功能，轻实体结构；重直觉体悟，轻实证量化。[②]

总结中西医的本质差别为：中医和传统生命科学是"模型论"，即从功能模型、关系虚体出发，建构人体生命系统；西医和现代生命科学是"原型论"，即从解剖原型、物质实体出发建构人体生命系统。中医遵从中国的"元气论"和"天人合一"的哲学传统，在象数模型支配下，采用横向、有机整合的方法认知生命。西医遵从"原子论"和"二元对立"的哲学传统，采用分析、实验还原的方法认识人体生命。从古希腊的四体液学说、19世纪初的细胞学说，直至当代分子生物医学，对生命的认识已进入了分子水平。中医注重生命的横向、宏观，西医注重生命的纵向、微观。中医的短处在于对生命的纵向、微观把握不够，对生命的物质层面认识不足，不重视量化和分析，导致对生理病理的细节认识不清，诊断辨证带有较大的"艺术性""模糊性"，理论框架的万能化甚至僵化造成了中医发展的缓慢，造成了中医

① 杨学鹏.藏府辨析.中国中医基础医学杂志，1995（1）：22
② 张其成.论中医思维及其走向.中国中医基础医学杂志，1996（4）：10-12

与现代科学的隔阂。西医的短处在于对生命的横向、宏观把握不够，对生命的精神层面认识不足，对生命系统的整体功能、对人体原有的动态联系关注不够。

二、五行－五脏模型能不能代替人体生命原型

五行模型是古人仰观天文、俯察地理、中通人事逐步摸索出来的，是对天、地、人（三才）运动规律的一种形象、模糊的图示，它是建立在以天道推及人道、天道即是人道（天人合一）的认识基础上的，它原本关注的是天道的动态功能。这个模型对天地包括人的运动大规律是基本适合的，它揭示了在对立面的相互作用下呈现盛衰消长、周而复始的运动变化的根本规律。中医即用它来建构五脏生命模型，应该说通过两千多年的医疗实践，五行－五脏模型还是基本能够反映人体的功能特征和生命运行规律的，然而，也应该看到这个模型并不能完全精确地、数量化地反映人体各个脏器实体的所有生理结构功能、病理变化。

一切模型都来源于实践，随着实践的发展，模型也在流动、变化、更新之中。由于生命世界的高度复杂性，借助于一种或几种模型往往不能详尽地、精确地反映原型的结构、属性和行为。

五行－五脏模型是一个先验的、不能变更（"不易"）的模型，它好比一个一开始就设计得过于完美的大框子，后来的东西只能分门别类、按部就班去填入这个大框子。以这个模型去限定活生生的、变化莫测的人体生命原型，无疑是不完备，也是不可能的。正确的态度应该是对这一思维模型与人体生命原型进行双向研究，抛弃错误，修正不足，逐步寻找到一种合理的、逐步逼近原型的模型，当然这就不能不借助于多学科的尤其是现代科学的新成果、新手段，这种借鉴的目的不是去验证、衡量、否定中医，而是在更高层面上修正、补充、发展中医。

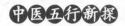

三、实验实证的方法是否适合于五行－五脏模型

从对五行－五脏模型的实体研究中可以看出，"五脏"并不是解剖意义上的五个脏器，而是五组相同或相近功能的脏器的组合，"五脏"只偏重于功能属性的统一性、相似性，而不偏重于解剖脏器的组织形态和物质基础。作为"模型"，五脏还包含了许多非实在因素对应的结构。

实验实证的方法则一般是以寻找物质基础为目的，以精确、量化为特征的，以这种方法来研究作为思维模型和功能模型的五脏，是困难的。这并不是说实验实证的方法不适合于研究人体功能属性，实际上任何功能属性都是有物质基础的。这里只是想说，用实验实证的方法研究五脏"模型"的思路应该反省，因为"五脏"并不是五种具有严格器官对应和物质基础的"脏器"实体，而要进行实验研究又必须以某一个具体的物质实体为对象，因为虚体的功能无法作为实验对象，因而目前有关藏象的实验研究往往是以解剖实体的脏器作为实验的对象，然而，这个实验对象（即解剖学上的脏器）一开始就不是中医的"五脏"了，因此其实验的结果无论与"五脏"的功能规定是否符合，都是没有意义的。

让我们回顾一下藏象（脏腑）实验研究的思路和成果。"脏腑"的现代研究基本上是采用与西医解剖组织相对照的思路，将"藏象"看成是藏之于内的实体性脏器，不少研究将中医的心、肝、脾、肺、肾等同于西医的心、肝、脾、肺、肾，如心被看成是心脏，脾被看成是消化系统的器官，心包络被看成是心包膜，命门被看成是肾、是肾上腺皮质、是内分泌系统，三焦被看成是网膜或淋巴系统……将中医五脏关系理解为西医脏器间的关系，如肝与胆相表里就是"肝"与"胆囊"的解剖位置互为表里，两者功能互相联系；肝肾同源的缘由就是肝病患者具有骨性肾虚证表现，血钙、血磷及相关激素下降……

目前有关藏象的实验研究所取得的成果主要有以下几项。

1. 心 对心气虚的实质进行研究，从血液流变学、血浆 cAMP（环核苷酸）含量、心肌图等方面与心气虚进行对比研究，揭示心气虚患者淋巴细胞内 cAMP 含量提高，是细胞免疫功能低下的机理之一。

2. 肝 对肝阳上亢所致肝病的研究，选用神经系统、内分泌、血管紧张素、分子生物学、血液流变等 40 项实验指标，认为其生理病理基础是外周交感－肾上腺髓质功能偏亢，揭示肝与神经系统（自主神经）、神经－体液调节素有密切关系。

3. 脾 研究结果表明微量元素锌、铜是脾的物质基础，在脾虚失运（脾主运化）、脾主肌肉模型中，酶分泌下降，活性降低；揭示脾与自主神经、垂体－肾上腺皮质、免疫、消化系统及三大物质代谢有关。

4. 肾 肾与神经、内分泌、免疫有密切关系，肾阳虚证具有下丘脑－垂体－肾上腺轴紊乱的特征。

5. 肺 肺气虚患者微循环血液流变量值及微血管传导值有改变，说明肺气是调节微循环的物质之一。

然而，在脏腑研究中，还存在不少问题，如心主神明、心阳虚、心与小肠相表里、肝藏血、肝主疏泄、脾主运化、肾主纳气、肾主耳、肾主骨生髓、肺主宣发又主肃降等等，均没有很好的解释。

这种研究的结果使中医界出现了一种怪现象，一些人因为脏腑的某些方面在解剖组织学、生理学上找到了物质结构，于是喜形于色，赞叹古人的伟大，中医的科学！另一些人因为脏腑的某些方面找不到物质结构，于是妄自菲薄，甚至怒斥中医根本没有科学性！中医界成了理论思维最为混乱的领域之一。

第三节　中医发展之路

一、认清中医学的本质

（一）中医学究竟是不是科学？

要回答中医究竟是不是科学的问题，首先要搞清楚什么是"科学"。

关于"科学"的界定，已出现很多种定义，有人认为科学就是对宇宙万事万物规律的探讨，有人认为科学就是分科的学问，有人认为科学必须满足逻辑推理、数学描述和实验验证这三个要求。应该说上述第一、二种定义是宽泛的科学定义，第三种定义是严格的科学定义。

就严格意义的"科学"而言，在17世纪以前，不仅中国没有，西方也没有。严格意义的科学是在欧洲由16—17世纪那场"科学革命"形成的。李约瑟（Joseph Needham，1900—1995）博士在其巨著《中国科学技术史》中承认中国古代有科学，但认为它不是理论性的科学，而是经验性的准科学或前科学。董光璧认为李约瑟并没能发现中国古代科学不同于现代科学的理论特征，他在研究了西方与中国的科学技术史之后，指出中国传统科学在秦汉时期以阴阳五行学说和气论为哲学基础，数学、天学、地学、农学、医学五大学科各自形成自己的科学范式，并且联合开辟了宇宙图象之历法模式、数学模式和物理模式之先河，其后传统科学的积累以其三次高峰展示自己的心路历程和行为轨迹，结论是中国不仅有科学，而且似乎也可以说有理论科学，不过它的特征不是公理论，而是模型论的。东西方传统科学差异的总源头是生成论与构成论的不同。东方以生成论为主流，于是形成中国传统科学的功能的、代数的、模型论特征；西方以构成论为主流，于是形成西方传统科学的结构的、几何的、公理论的特征。

中医学不是严格意义的科学，而是宽泛意义的科学；不是现代科学，而是传统科学；不是公理论科学，而是模型论科学。我们应该敢于承认中医并不是严格意义的科学，即不是现代自然科学意义上的科学，因为它不能用数学描述，不能用实验检验，这是客观事实，没必要遮遮掩掩。但也要清楚地认识到中医学是一种宽泛意义的科学，是中国传统科学的重要组成部分，是中国传统科学唯一沿用至今的学科，它集中体现了功能的、代数的、模型论的科学特征。模型论科学把理论看作一簇与经验同构的模型，用模型化方法表达理论，用"同构"概念来说明理论与客观对象之间的数学关系和物理关系。模型的优势在于，除部分地包括对实际观察到的现象描述外，还可以包含许多非实在因素对应的结构。模型是理论的一种逻辑演算形式，是一种理论化了的理论形式，其中的命题不一定要看成真的，但是它们的集合中必须是可逻辑推论的。运用模型可以从原始观察陈述出发，推论出尚未观察到的一些有关的命题，而这些推论的结果又可以成为新的初始命题，由此不断地去寻找越来越多的可观察性质。

"模型论的科学理论"是科学哲学的一个新观念，用这个新观念来审视中医学，我们可以自然地得出中医学是模型论科学的结论。

（二）中医学概念究竟是不是科学概念？

中医学的"气""阴阳""五行""脏腑""证候"等概念是构建中医学理论体系的基本概念，也是中医现代化所面临的第一道关口。因此必须弄清两个问题：一是它们究竟是不是科学概念？二是它们究竟应不应该改造成科学概念？第一个问题关系到对中医学理论体系的基本估计，第二个问题关系到对中医学发展方向的把握。

---

① 董光璧. 科学与中国传统文化：四大难题的思考. 易学与科学，1998 (2)：2-4

　　科学概念的一般要求是，内涵确切、外延清晰，所指称的对象往往要有"物质基础"或要能数学描述，而不应该是歧义的、模糊的，即不应该是建立在主观、抽象、意念的基础之上。中医学概念显然难以符合这一要求，因而很难称得上是严格意义上的科学概念。从实质看，中医学概念具有科学和人文双重属性。一方面它来源于古人对生命现象的观察实践，另一方面它又受到中国传统思维模式的制约。

　　在中国重道轻器、重功能轻实体、重整合轻分析的传统思维方式及"太极－阴阳－五行"的思维模式作用下，中医学概念偏重于对生命关系、功能、过程、状态的描述，而不重视对物质实体、形态结构的分析。从中西哲学思维传统看，西方以重器轻道、重实体轻功能、重分析轻整合的原子论、结构论为主流，中国以与之相反的元气论、过程论为主流。再从中医学概念形成的情况看，当时人们还不可能认识到几千年后才探明的生物学"物质结构"，因而不可能从细胞、分子、基因层面建构中医学概念，而如今中医基础研究却要由此出发，揭示它们的生物学基础。几十年来，这种以寻找"物质基础"为目的，以客观化、规范化、定量化为要求，以实证、实验为手段的研究，虽然取得了不少成果，然而不得不承认，不少成果之间相互矛盾、相互排斥，有的以偏概全、挂一漏万。这种尴尬局面的形成，其根本原因就在于没有认清中医学概念的实质。

　　如"藏象"并不是表示实体解剖部位的"脏器"，否则"左肝右肺"就无法解释。目前实验研究的结果，就发现好几个"脏"都与自主神经、神经－体液调节有关系，与免疫、内分泌、微循环有关系，这怎么能解释五脏各自的特异性呢？至于藏象学说的一些命题，如肺主宣发又主肃降、肾主纳气又主耳、心与小肠相表里、肝主疏泄等等，在实验研究中还难以作出满意的解释。

　　再如"经络"，无论是看成神经、血管、肌肉、结缔组织等已知的结构，还是第三平衡系统、原始组织丛、特殊细胞膜、缝隙连接通道等未知的结构，都难以全面合理地解释中医经典对"经络"所作的界定。从循经感传现象看，"经络"是一种生命功能的描述，最终或可找到一定的生物学"物质基础"；而从马王堆帛书十一脉到《黄帝内经》十二脉的结构描述、从"气"的心理感觉上，又不可否认阴阳对称思维、意象思维在"经络"学说中的作用。

由此可见，中医学概念绝不是单纯的科学概念，它还包含有特定的人文内涵。尝试着给中医基本概念作一解说："气"是生命的本源，是生命运动各种关系的总称，是生命的信息与功能的元模型；"阴阳五行"是"气"的分级模型，代表相反相成的运动方式及其物质运动内部的关系；"藏象"是与宇宙万物同构、同序的生命活动的五种功能状态、动态类型及其关系实在；"经络"是生命运动、信息调控、能量转换过程的通道；"证候"是人体病变所表现出来的功能状态群。总之，中医学的概念是对关系实在而不是对物质实体的描述。

如果我们将目光投向西方，则不难发现，重视物质实体是西方哲学和科学的主流，然而到了近现代，西方则出现了一股从物质实体论到关系实在论的思潮，而关系实在论与东方传统思想背景有着深刻的联系①。

二、修正五行−五脏模型的研究思路

目前，对五行−五脏理论的研究主要有以下几种思路。

（一）研究五行−五脏的科学内涵

该研究主要从现代科学的"老三论"（系统论、信息论、控制论）、"新三论"（突变论、耗散结构论、协同论）出发阐释五行−五脏具有科学性、

---

① 罗嘉昌. 从物质实体到关系实在. 北京：中国社会科学出版社，1996：27

合理性，与"老三论""新三论"相吻合。

五行学说与医学相结合，揭示人体各部分在形态结构和生理功能方面的复杂联系，从整体上把握人体生命活动的总规律，这一原理与系统论有惊人的相似[1]。中医五大功能系统之间在总体上呈现动态均势，与系统论"联系"原则一致[2]。

中医五行归类和划分原理与控制论同构系统原理相似，五行生克制化规律，构成一个闭环的自动控制系统，通过多级的控制和反馈自动调节，保持整体的协调平衡[3]。

从信息论角度看五行归类是建立在反复信息感知的基础之上，五行生克制化规律体现了对信息的控制和利用[4]。

五行不是一个静止的模型，而是一个动力模型。每一行都不能孤立存在，须通过与其他四行互相联系的形式存在[5]。

中医五行学说可以作为人体功能结构的理论模型，中医学的重要理化基础是相变医学和生态医学；气和脑电都有混沌特性，并且它们的分数维数都应在 $n=5$ 时饱和，这里的"5"即阴阳五行之"五"，意味着人体这个高度复杂的巨系统的动力学可以用五个变量或五个方程来描述。于此发现中医学里包含丰富的协同学、耗散结构和广义系统论的内容[6]。

（二）研究五行－五脏的数学模型

该研究的目的是要给中医五行－五脏理论以数学表达，从而解决五行学说的定量问题。

---

① 刘长林. 内经的哲学和中医学的方法论. 北京：科学出版社，1982：80
② 雷顺群. 系统论与藏象学说. 辽宁中医杂志，1980（11）：20
③ 孟庆云. 五行学说与控制论. 新医药学杂志，1979（12）：8
④ 张笑平. 中医五行学说对信息利用的探讨. 辽宁中医杂志，1980（6）：1
⑤ LingY. Wei. 中医基础理论的现代解释. 上海中医药杂志，1979（1）：46
⑥ 李福利. 协同学与中医学. 中国医药学报，1988，3（4）：32－34

吴学谋提出泛系数学模型，对阴阳五行作泛系分析，建立泛系生克自动机，并探讨了泛系自动机网的六元组模型，这组数学模型在同一模式中研究人体的内外关系、内部关系、功能与结构关系及生理与病理关系，特别是对诊治疾病的动态、观控过程作出了数理的定量描述[①]。赵可庄进一步研究，认为阴阳五行由于阴阳的布尔性质和五行的群论性质而具有离散数学性质，可以用精确的数学模型对"证""阴阳""五行"进行描述和表达[②]。

刘可勋从数学模型角度考察中医五行藏象系统，将该系统中各要素代入联立微分方程，发现任何一脏的功能状态量 Q_i（i＝肝、心、脾、肺、肾）的变化，必然是所有五脏功能状态量 Q（Q肝、Q心、Q脾、Q肺、Q肾）的函数；反之，任何一脏的功能状态量 Q_i（i＝肝、心、脾、肺、肾）的变化，必然承担着所在其他各脏功能状态的变化。并认为中医五脏功能状态的定量问题尚未解决，五脏之间的关系比较复杂，故实用的数学模型的建立尚有较大困难，需要进一步研究[③]。孟庆云则从现代集合论的角度，将自然数集合用取模 2 的一次同余类把其分解成两个真子集的和，从而得到阴（偶数）、阳（奇数）的集合；五行实质是表述系统稳定规则的群论模型，是五元素的抽象的有序数集合，五行生克关系实质是一个形如（Z_5，＋）的群，从而找出五行相生、相克、生克合成等关系的映射规则。[④]

美国 Stephen Birch 和 Mark Friedman 博士致力于将五行规律翻译成精确的数学语言，并建立五行的数学模型，首先把假设公式化，然后用五个普通的

① 吴学谋.生态学医学与诊断学的泛系元理论（Ⅱ）.大自然探索，1983，2（3）：44

② 赵可庄.中医药研究中模型和模型化方法的运用.医学与哲学，1986（8）：8－11

③ 刘可勋.从数学模型看中医五行藏象的系统特征.中医研究，1993，6（1）：3－5

④ 孟庆云.用数学模型建立中医学理论模型//王洪图.《黄帝内经》研究大成.北京：北京出版社，1997：2154－2155

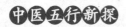

方程式系统来获取这个数学模型。[①]

在上述两类研究中，由上海市第一人民医院冯杜熊、蔡小荪完成的"五行模型研究"项目获得 1991 年度国家中医药管理局科技进步二等奖，该成果主要是建立以正四体为基本结构的五行实物模型。由吉林省中医中药研究院王庆文等完成的"中医五行学说科学内涵的研究"，获得了 1995 年度国家中医药管理局中医药基础三等奖。

（三）研究五行－五脏模型的特质与优劣

笔者认为上述研究采用现代科学的手段在揭示五行－五脏的科学内涵方面作出了成绩，然而对这样一个建构于传统哲学文化基础之上的思维模型，完全采用现代科学的手段来阐释，这种思路值得反思。

五行－五脏模型是一个定性的模型、形象模型，而不是一个定量模型、数学模型，这不仅表现在五脏之间边界的模糊性、超形态性，而且表现为五脏生克关系的模糊性，如有相生，又有反生、自生；有相克，又有反克、自克；生克之间还可以互相转化。试想这种复杂的甚至矛盾的关系如何用精确的数学公式表达？再从临床实践看，如果把五行生克简单地看成数学公式，势必会误诊、误治。这一点前人有过论述，如《医碥》说："五脏生克，须从气机病情讲明，若徒作五行套语，茫然不知的，实多致错误。"

诚然，五行－五脏模型是一个"系统"，然而在五行－五脏模型与"老三论""新三论"相比较研究的结论中有不少是值得推敲的。如五行的生克是不是正反馈、负反馈？有学者认为："把五行生克称为反馈是不准确的。五脏的生与克不是反馈，生不是正反馈，克也不是负反馈。五脏的生我和我生是单向作用，克我和我克也是单向作用。生和克是两脏之间关系，两脏之间

---

① Stephen Birchand Mark Friedman. On the Development of a Mathematical Modelforthe " Laws" of the Five Phases. American Journal of Acupuncture，1989，17（4）：361 –366

单向作用不构成闭环。生和克首先是直接作用，而不能说首先是回授作用。生和克首先是随时调节，而不是滞后性调解"。① 按照艾什比的观点，当元素的数目超过4时，用反馈分析系统并不得力。五脏之间并不是简单的正反馈与负反馈的闭环回路的系统，而是有着复杂的生克关系的网状系统。

再从此类研究的目的看，主要是为了揭示五行－五脏的科学内涵，这或多或少地带有某种主观设定性，即五行－五脏原理必然有与现代科学相同或相近的内涵，因此，很少或几乎没有从现代科学方法论上找出其不足或得出否定性结论的研究论文。我们认为研究五脏模型最重要的是应该采用临床研究的方法，以临床实践为判断依据和价值标准，同时借助科学与哲学、自然与人文相结合的研究方法，目的是为了找出这个模型的实质与特征、优点与不足，最终加以发展，而不能只停留在科学阐释或简单比附上。只有搞清楚了它的实质和特征、优点与缺点，才能加以改进、发展。

第四节　优势发展论

一、中医现代化悖论

"中医现代化"是近年提出的比较响亮的关于中医发展战略的口号，然而对于"什么是现代化""如何现代化"的问题，却是见仁见智，争议不决。比较多的研究者认为：中医的现代化就是与现代科学、现代医学接轨，以客观、规范、定量、精确为基本要求，将中医的概念、理论作客观化、定量化转移，采用实验实证、分析还原的方法，开展中医学的实质研究、"物质基础"研究，以及在器官、组织、分子水平的研究，使中医的气、阴阳、五行、

---

① 杨学鹏. 阴阳五行. 北京：科学出版社，1998：385

脏腑、经络、证等抽象概念可以用现代科学、现代医学的语言进行阐释和翻译，从而使中医成为一门物质结构明确、实验指标客观、数据精确、标准具体的科学。简言之，中医现代化就是中医现代科学化。对这种观点已有学者提出不同意见，并正引发一场论争。

笔者认为中医现代化问题已构成一个悖论，那就是中医学要现代化就要科学化，就是丢弃自己的特色；而不现代化，在现代科学技术面前又难以保持自己的特色。20世纪末的中医就处于这种两难的尴尬境地①。如何走出这个"悖论"的怪圈？除了认清中医学的实质以纠正中医科研的误区外，还要从非线性科学中获得启示，从中医自身的优势出发去寻求发展。

二、中医的优势

中医和西医在生命观、疾病观和医学模式上各有优劣。

在生命观上，中医的优势主要体现在生命的精神层面、功能层面、整体层面、动态层面，体现在对生命复杂现象的直觉观测、灵性感悟、整体把握上。与之相比，西医则在生命的物质层面、结构层面、个体层面、静态层面，以及对生命现象的知性观测、数理分析、微观把握上占有优势。中医阴阳五行的思维模型是一个动态的功能模型，是对人体生命的功能属性的分类组合，而不是对内脏物质形态的结构分析。中医注重"精气神"，其本质也是注重功能，轻视物质，"精气神"虽然有物质基础，但其含义广、分歧大，找不到与之相对应的现代意义上的物质结构，尤其是"气""神"，具有超形态、超结构的特点。在"精气神"三者中，"神"（"心"）占有重要地位，"心"被《黄帝内经》称为"君主之官"，主神明，而"神"则是一个人生命的动力和主宰。在认知生命的方法上，中医靠一种直观的、灵性的、整体的方法，

---

① 张其成. 中医现代化悖论. 中国医药学报，1999，14（1）：4-8

在这一点上是优势和劣势并存。

在疾病观上，中医的优势体现在未病养生的预防观念、动态整体的诊断方法、激发潜能、自稳自组自调节的治疗原则上。西医的优势在于对病因、病理、病位的物质性指标的精确把握，对疾病病灶的定位、定量的准确消除上。有学者指出，中医的要求是治病要求于本和养生必知本。这种诊断认识是基于实践目的的决定论，基于对于医学对象整体性、主体性、个体性特征的尊重，如实地反映人作为主体性开放的复杂系统，找出其自组织、自稳态适应、自调节、自和自演化的主体性特征，通过对整体边界出入信息的形证的诊察，上升到对人体正气的"神"的自组适应、自稳调节这个目标的把握。养生或治病，都是通过整体边界全息效应为作用对象，以气血津液流为中介环节，以实现对五脏阴阳网络的间接动员和调节。因此中医学是一门积极的追求人体健康的医学，一门追求自我稳定的生态医学，一门对于人体正气潜在能力的努力发掘和加以提高的医学。[①]

在医学模式上，西医主要采用生物医学模式，而中医则是一种综合性的、大生态、大生命的医学模式。以五行－五脏模型而言，中医既包含有文化社会的因素，又包含有自然科学的因素；既反映了人体五脏之间不可分割的复杂关系，又反映了人体内"藏"与自然万物外"象"的对应关系。有人提出阴阳五行是一种"天人象"，作为天之象的阴阳五行，以及作为阴阳五行之象的诸象，都是人的体验外向投射所产生的外化形象。阴阳五行所表象的，正是充满生命之力的、天人万物交感互应的体验世界。体验，蕴涵着涌动的生命之力。在这个世界里，事物无论巨硕细微都充溢着相同生命，蕴涵着世界全体的"信息"。这个世界是"全息"世界，阴阳五行是"全息"之象。[②]中医体现了综合、全息的"象"思维特征，"藏象"是人体生命生理功能的

① 陆广莘. 中医基础理论问题. 中国中医基础医学杂志, 1995 (1)：10－11

② 谢松龄. 天人象：阴阳五行学说史导论. 济南：山东文艺出版社, 1989：141－142

描述，"脉象"是生理病理信息的表现，"证象"是病因、病性、病位、病势等各种信息状态的集合。

医学发展经历了三个时代、五种医学模式，三个时代是经验医学时代、实验医学时代、整体（系统）医学时代；五种医学模式是神灵主义医学模式（Spiritualism medical model）、自然哲学医学模式（nature philosophial model）、机械论医学模式（mechanistic medical model）、生物医学模式和社会生态医学模式（biomedical model and socioecological model）、生物 – 心理 – 社会医学模式（bio – psycho – social medical model）。有学者认为中医学产生于经验医学时代，它的医学模式是自然哲学医学模式①。虽为此，但中医医学模型却有一种大生态、大生命的观念。自从 1977 年恩格尔（G. L. Engel）提出超越生物医学模式的生物 – 心理 – 社会医学模式，中西医都面临着如何实现医学模式转变的任务，而在这点上，中医学因其比较重视整体和综合，在这个转变中有着优势和机遇。

三、未来医学的构想

未来的医学应该是一种中西互补的医学，目前提倡的"中西医结合"，应该是中西医各自优势的结合与互补。

就操作层面而言，西医的量化诊断与中医的直悟诊断合参，中西药物与中西医疗手段合用，中西医的预防与预后方法并行，这些应该是不难做到的，事实在临床上已经采用并取得良好效果。

就思维方式层面而言，却还有很多课题可做，而这一层面的结合与互补才是真正意义上的深层次的"中西医结合"。应该看到中医"模型"论与西医"原型"论、中医元气论与西医原子论、中医生成论与西医构成论、中医

---

① 李恩. 中医学在未来医学中的作用//陈可冀. 中医传统医学发展的理性思考. 北京：人民卫生出版社，1997：40 – 41

系统整合论与西医分析还原论等等，思维方式与价值理想的不同才是中西医学的本质区别所在，未来的医学应该逐步消除两者的界线，应该在思维方式上达到一种和谐的配置。这一点，不少中西医结合专家、中医学家、哲学家、医学软科学专家作了艰苦的探索，取得了一些成绩，但探索的路仍然很漫长。

笔者认为未来的医学应该是"地不分南北，医何分中西"，言不必称什么"中医""西医"，而是一种吸收中医、西医理论思维和实践手段之长的新"医学"。

如仅就目前中医发展而言，笔者认为应该"有所为有所不为"，不必全面开花，更不要处处与西医相抗衡。应当看到中医在思维方式上的长处和短处，采用"扬长弃短"的态度，只发扬自己的优势，自己的劣势则直接用西医的优势来弥补。中医发展的关键无疑是在疾病治疗上，中医在代谢性、免疫性、功能性疾病以及多组织、多系统、多靶点性疾病的治疗方面，在调整亚健康状态、养生摄生、防老抗衰等方面都有着优势，应当"有所为"，而对一些明显处于劣势的疾病则可以"有所不为"。

在中医发展思路上，发扬"优势"重于保持"特色"。

结　语

五行－五脏问题是中医学理论的核心问题，影响到中医学的全局。对于这个沿用了两千多年的自足模型，近年来多学科的学者产生了浓厚的兴趣。然而采用什么研究方法，抱着什么研究目的，在研究者中却出现了很大的分歧，尤其是在对待五行模型的态度上，竟然出现了主存和主废两派截然对立的观点。因此确立这一项目并作出深入系统的研究，就显得必要而且迫切。

本项研究不仅涉及中医学的理论基础和思维方法，而且涉及认识人体生命现象的本体论和方法论；不仅涉及中医学形成发展的历史规律及今后的发展方向，而且涉及中西医学的比较与融合，涉及对生命现象和本质的把握及未来医学模式的建构，因而对于中医学、西医学、生命科学及哲学、科学方法论都具有较大的学术价值和科学意义。

本研究主要采用历史文献整理、临床实践考察、哲学、科学方法论的研究方法，拟解决以下问题。

1. 五行的起源、五行－五脏模型的形成及其深层次意义。

2. 五行－五脏模型的实质及其特征。

3. 五行－五脏模型在医学、科学、哲学上的意义与不足。

4. 中西医的本质区别及其各自的优势。

5. 中医学的发展方向及其未来医学的模式。

本项目属于中医哲学、中医方法学、中医软科学的范畴，属于交叉学科研究。

本研究考察了五行、五脏起源的历史及其演变过程，探讨了五行－五脏模型的原理、实质和特征，分析了五行－五脏模型的意义和不足，比较了中西医的本质区别及各自在生命认知上的优劣，构画了中医发展的方向及其未来医学的模式。

通过研究得出的主要结论如下。

1. 五行起源于殷商时期时空意识的觉醒，形成于西周，成熟于春秋战国，神化于汉代；五行与五脏的配属经过了从古文经到今文经、从儒学到医学、从《黄帝内经》前医学到《黄帝内经》医学的演变过程，这种转变从实质上看是从物质实体到功能实在的转变。

2. 五行是古人认识宇宙生命的简单而有效的思维模型。五脏是功能实在，而不是物质实体，五脏具有整体性、全息性、时序性、模糊性。

3. 五行－五脏模型的意义在于与系统科学、非线性科学的某些原理相近，创立了疾病状态学、功能调节学；其不足在于五大功能系统分类的不足、五大功能系统之间关系的不足。

4. 中西医本质区别在于"模型"与"原型"的区别。五脏模型不能替代生命原型，也无法用实验的方式加以验证、比照，但作为认知生命的另一种思维方法，有它的优势及存在的必要。

5. 中医的优势体现在对生命的精神层面、功能层面、整体层面、动态层面，以及对生命复杂性的直觉观测、灵性感悟和整体把握上，中医应发扬优势，未来医学应是中西医的优势互补医学。

以上结论是笔者采用哲学（含现代科学方法论）的方法，对中医五行－五脏问题进行系统研究后得出的。本项研究是笔者关于"中医哲学"（含中医方法学）系统研究的阶段性成果，今后将继续对中医的其他问题作哲学（方法学）的研究，并最终完成"中医哲学"体系的构建。

恳望各位专家批评指正。

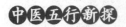

附：本书所引甲骨数目简称表

简称	刊物名	作者	出版者	出版时间
乙	殷墟文字乙编	董作宾	中研院史语所	1994 年 6 月
屯（屯南）	小屯南地甲骨	社科院考古所	北京中华书局	1980 年 10 月
甲	殷虚文字甲编	董作宾	商务印书馆	1948 年 4 月
合	甲骨文合集	郭沫若	北京中华书局	1978—1983 年
存	甲骨续存补编	胡厚宣	天津古籍出版社	1996 年 6 月
佚	殷契佚存	商承祚	金陵大学中国文化研究所	1933 年 10 月
邺	邺中片羽	黄濬	北京尊古斋	1942 年
安明	明义士收藏甲骨文集	许进雄	加拿大皇家安大略博物馆	1972 年
南明	明义士旧藏甲骨文字、战后京津新获甲骨集	胡厚宣	群聊出版社	1954 年
萃	殷契粹编	郭沫若	日本东京文求堂	1937 年 5 月
戬	戬寿堂殷虚文字［艺术丛编（第3集）］	姬佛陀	上海仓圣明智大学	1917 年 5 月